S0-BSF-064

Qi Gong

Qi Gong

Léonard Boulic

ROUND LAKE AREA
LIBRARY
906 HART ROAD
ROUND LAKE, IL 60073
(847) 546-7060

esenciales

ROBIN
BOOK

© 2018, Léonard Boulic

© 2018, Redbook Ediciones, s. l., Barcelona

Diseño de cubierta e interior: Regina Richling

Ilustraciones interiores: David Carretero

ISBN: 978-84-9917-517-1

Depósito legal: B-1.097-2018

Impreso por Sagrafic, Plaza Urquinaona 14, 7°-3ª

08010 Barcelona

Impreso en España - *Printed in Spain*

«Cualquier forma de reproducción, distribución, comunicación pública o transformación de esta obra solo puede ser realizada con la autorización de sus titulares, salvo excepción prevista por la ley. Diríjase a CEDRO (Centro Español de Derechos Reprográficos, www.cedro.org) si necesita fotocopiar o escanear algún fragmento de esta obra.»

Índice

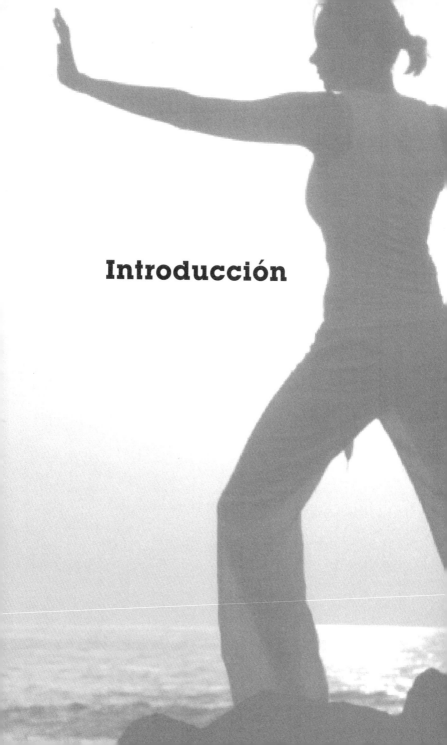

Introducción

El Qi Gong o Chi Kung es una milenaria técnica utilizada por la Medicina tradicional china que tiene como objetivo desarrollar el cuerpo y la mente de una forma armónica y hacer el fluir el Chi o energía vital por el organismo. Así, se promueve la prevención de enfermedades mediante el fortalecimiento del cuerpo.

El buen estado de la salud depende de nuestra capacidad para conseguir un correcto equilibrio entre la mente y el cuerpo, logrando dicho bienestar a través de armas tan potentes como la meditación o el control de la respiración. Es por eso que este método terapéutico incide especialmente en la idea de que la respiración sea consciente y acompañe a cada uno de nuestros movimientos y pensamientos.

La esencia del Qi Gong es la sincronización armónica de los movimientos del cuerpo, de la mente y de la respiración. La tradición oriental se refiere a ellos como Los tres tesoros.

Por ello, la práctica de esta terapia requiere del control del cuerpo, esto es, la relajación de la mente, la respiración y el cuerpo. Al hacerlo, se abren los canales o meridianos por los que circula la energía vital, permitiendo que fluya correctamente.

La práctica de esta técnica puede ser estática o en movimiento. En cualquiera de estos dos casos es importante que el cuerpo se halle en una posición equilibrada, con los pies bien plantados en el suelo –enraizados– y unidos así a la tierra.

Léonard Boulic

Este libro le ayudará a adentrarse en la teoría del Qi Gong y le mostrará sus principales movimientos, de cara a que pueda conocer con detalle una de las terapias más saludables y equilibradas que existen.

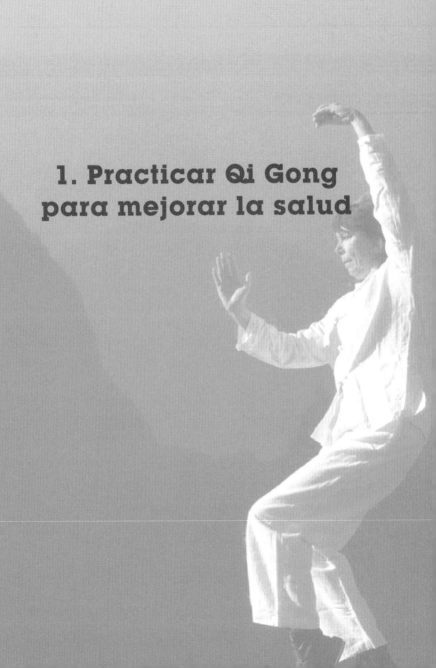

1. Practicar Qi Gong para mejorar la salud

El Qi Gong o Chi Kung es una terapia medicinal de origen chino basada en el control de la respiración. Ayuda a eliminar las tensiones y el estrés, siendo un auténtico caudal de paz que aporta salud y vitalidad. Su fundamento principal es el movimiento que se realiza sin esfuerzo muscular, y por tanto sin aceleración cardiaca.

Los adeptos a la gimnasia oriental suelen ser personas muy longevas, capaces de conservar la flexibilidad de sus músculos y la rigidez de sus huesos durante toda la vida.

El Qi Gong lo pueden practicar personas de todas las edades. A un niño, por ejemplo, le puede servir para desarrollar su aparato locomotor y así alcanzar una mejor orientación espacial en cada parte de su cuerpo. También le podrá dotar de capacidad de atención y de un mayor conocimiento de su propio cuerpo.

A un adulto le puede servir para adquirir una mayor flexibilidad en sus articulaciones y para fortalecer su caudal de energía interior. Las personas que practican deporte con asiduidad verán reforzadas sus estructuras osteoarticulares, lo que les podrá dar un mayor rendimiento.

Y para las personas de edad avanzada, el Qi Gong puede ser muy útil para evitar la artrosis y ganar en movilidad. Además, verán reforzado su sistema cardiovascular y evitarán complicaciones respiratorias propias de la edad y un organismo debilitado, tales como enfisemas, bronquitis crónica o po-

Léonard Boulic

sibles infartos. También pueden ver mejoradas sus dolencias reumáticas y por tanto retrasar su envejecimiento.

Los movimientos que procura el Qi Gong son lentos, relajados, suaves, lo que trae aparejado consigo una mayor lentitud respiratoria. En este estado es más fácil percibir el interior de nuestro cuerpo, ser más conscientes de él, y establecer un puente con el exterior, con la naturaleza. El ejercicio regular irá amplificando esta capacidad para captar la energía del Universo. Así, es más fácil sentir la naturaleza, las estrellas, la energía del Sol, la posibilidad de alimentarse de su energía. Su práctica regular nos conecta con el entorno, de ahí que sea posible establecer un lazo de unión invisible con el Universo entero.

Qi Gong se funda en un conocimiento del hombre y de la Naturaleza, que deriva a su vez de la sabiduría taoísta. La Naturaleza se considera como una gran perfección en cuyo seno actúan diversas fuerzas opuestas y complementarias, el yin y el yang.

Principios básicos de la disciplina taoísta

- El respeto y custodia de la Gran Naturaleza.
- La no violencia como objetivo.
- La serenidad y armonía como método.
- El desarrollo interior y espiritual del hombre.
- El desarrollo de una existencia con vitalidad y plenitud.

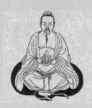

El yin y el yang

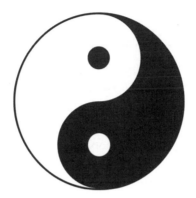

El Universo, para los taoístas, está regido por dos fuerzas o energías fundamentales, el yin y el yang, que pueden clasificarse como dos fuerzas opuestas pero complementarias. Gracias a ellas, se mantiene el Universo en equilibrio y una no podría existir sin la otra. Se representan por un círculo mitad blanco y mitad negro que está separado por una línea curva que representa el movimiento, el equilibrio, la continua transformación y la evolución dinámica de los conceptos.

El yin se asocia con lo femenino, la oscuridad, la inactividad, la introversión y el frío. Las personas yin son sensibles, frágiles, independientes; son personas a las que le gusta la soledad, tienen mucha vida interior. En cambio, el yang se asocia con lo masculino, la actividad, la luz, el calor y la extroversión. Son personas sociables, abiertas, pragmáticas, egocéntricas, materialistas, conservadoras y desconfiadas.

La teoría del ying y el yang es una de las aportaciones más notorias de la cultura china, que considera que cada ser, objeto o pensamiento, posee un complemento del que depende su existencia. Nada aparece en estado puro y todo se halla en continua transformación; es por eso que, gracias a este binomio, todo se mantiene en equilibrio en el Universo.

En el yin y el yang se reflejan todas las propiedades esenciales de los fenómenos naturales y a través de estas dos fuerzas se encuentra una explicación de la fisiología y la patología del ser humano. Todos los objetos o fenómenos universales consisten en estos dos aspectos opuestos entre sí pero indisolubles e interdependientes, y que se rigen una serie de principios:

– **Oposición:** Todo tiene su opuesto, aunque este no es absoluto sino relativo, ya que nada es completamente yin ni completamente yang. En un día de invierno puede hacer calor y en uno de verano frío.

– **Interdependencia:** El yin no podría existir si no existiera el yang. La noche se incluye en yin y el día en yang. Mencionar la noche implica reconocer la existencia del día. Existe lo alto porque existe lo bajo, existe lo duro porque existe lo blando…

– **Dualidad:** Positivonegativo, díanoche, expiracióninspiración, calorfrío…

– **Subdivisión:** Todo aspecto yin o yang puede subdividirse a su vez en yin y yang indefinidamente. En los días de verano puede hacer calor, y al mismo tiempo ese calor puede ser templado o ardiente.

– **Alternancia:** El Universo está en constante movimiento, nada permanece fijo, así un aspecto crece y otro decrece manteniéndose un equilibrio o apareciendo un desequilibrio en el que se transforma el uno en el otro. El yin y el yang se consumen y generan mutuamente. Si yin y yang son opuestos o inversos e interdependientes y si son además expresión y consecuencia de un equilibrio fluctuante, es indispensable que si uno de ellos crece el otro decrece. De no ser así no se estaría en presencia de un equilibrio dinámico, sino de su progresión ya positiva, ya negativa, más allá de todo control.

- **Transformación:** El yin y el yang pueden transformarse en sus opuestos. La noche se transforma en día, lo cálido en frío, la vida en muerte. La transformación expresa lo fundamental del cambio, sintetiza la mutación, el surgimiento de un fenómeno diferente y nuevo a partir de otro.

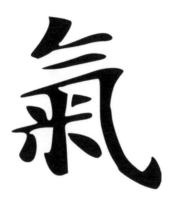

La ecuación de equilibrio entre el yin y el yang no es solo el justo reparto de la circulación de la energía entre la parte baja y la parte alta, entre lo interior y lo exterior, entre lo frontal y lo posterior sino que comprende un conjunto de factores más complejos en los que entran en juego todos los órganos y las entrañas para formar la polaridad yin y yang personal de cada uno.

El arte del Qi Gong consiste en respetar la polaridad corporal entre el yin y el yang, que responde a la polaridad de la propia naturaleza. Si el corazón es yang y el Sol también lo es, al captar la energía yang solar y transmitirla al órgano, lo estaremos fortaleciendo. Otro ejemplo: los riñones son yin, y están en relación con la Luna. Captar la energía lunar y encaminarla hacia los riñones favorecerá sin duda la actividad de estos órganos.

Yin	Yang
Mujer	Hombre
Parte inferior	Parte superior
Pies	Cabeza
Bajo vientre	Tórax
Lo anterior	Lo posterior
Catabolismo	Anabolismo
Órganos	Entrañas
Corazón	Intestino delgado
Hígado	Vesícula biliar
Bazo	Estómago
Riñones	Vejiga
Pulmones	Intestino grueso

Los cinco elementos

El yin y el yang también se representan como Los cinco elementos que, según la creencia china, integran todas las formas de vida. Los cinco elementos son el agua, la madera, el fuego, la tierra y el metal. Entre ellos existe una interacción de forma de un ciclo dinámico de apoyo y oposición. El agua ayuda a la madera, ya que hace crecer los árboles, pero también destruye y apaga el fuego.

Los elementos se asocian con las estaciones del año, con los colores, con los órganos internos, con los gustos e incluso con las emociones. La madera, por ejemplo, se asocia con la primavera, con el color verde, con el hígado, con el sabor agrio y con el disgusto.

Los chinos, desde los tiempos más remotos, se pusieron a observar el cosmos y descubrieron, además del sistema solar, 108 constelaciones. Y sus interacciones se sintetizaban en un sistema de cinco variables que se correspondían con los siguientes sistemas planetarios: Júpiter, Marte, Saturno, Venus y Mercurio.

Este sistema de los cinco elementos cósmicos responde a las orientaciones del espacio, las estaciones del año, las partes del día y los diferentes climas. En el hombre correspondería a sus diversos órganos y vísceras.

	Madera	Fuego	Tierra	Metal	Agua
Víscera	Hígado y vesícula biliar	Corazón e intestino delgado	Bazo y estómago	Pulmón e intestino grueso	Riñón y vejiga
Color	Verde	Rojo	Amarillo	Blanco	Negro
Sentimiento	Cólera	Alegría	Pensamiento	Tristeza	Miedo
Órgano	Ojo	Lengua	Labios	Nariz	Orejas
Sentido	Vista	Gusto	Tacto	Olfato	Oído
Planeta	Júpiter	Marte	Saturno	Venus	Mercurio
Sonido	SHU	JE	HO	SI	CHOEI

Toda enfermedad es consecuencia de un desequilibrio de las energías, unas energías que están en todo y se concretan en nuestro cuerpo, alama, sentimientos y espíritu. Las energías circulan a través del organismo. Y el desequilibrio y por tanto la enfermedad puede venir provocado por una agresión interna, una emoción excesiva, una situación de estrés,que debilite nuestro sistema inmunitario y frene el potencial sanador de nuestro organismo.

También las agresiones externas, como el frío, la humedad, el calor o la sequedad pueden debilitar nuestra energía o hacer que esta no circule con fluidez. Si el problema es en la esfera emocional, se produce un bloqueo que puede impedir la circulación de la energía. El cuerpo suele avisar en estas circunstancias en forma de fatiga, dolor de cabeza, molestias gástricas, etc.

Según el ciclo de generación:

- la madera nutre el fuego,
- el fuego forma tierra «dando lugar a cenizas»,
- la tierra forma la base del metal,
- el metal contiene el agua (como en una tetera o un cubo).
- el agua hidrata la madera.

Según el ciclo de dominación:

- la madera retiene la tierra,
- la tierra contiene el agua,
- el agua apaga el fuego,
- el fuego funde el metal,
- el metal corta la madera.

El agua

El miedo afecta al reino del agua, que rige los riñones y la vejiga. Inunda la médula, el cerebro, el útero, los globos oculares, debilita los huesos y los dientes y afecta a las articulaciones.

La madera

La cólera afecta al reino de la madera: la frustración y la rabia reprimidas elevan la energía y atacan el hígado. Pueden aparecer dolores de cabeza, trastornos visuales, calambres, etc. Cuando hay una ira reprimida, un enojo, es bueno tratar de reprimirlo a través de ciertas formas de expresión artísticas, como la danza, el canto, la escultura, la pintura, etc.

El fuego

Si la sobreexcitación es excesiva puede afectar al corazón y producir inestabilidad, falta de concentración o estrés. La energía estalla en su máximo yang y crea un vacío que trae depresión. El desequilibrio de este elemento se manifiesta en forma de dispersión, falta de atención o un bajón emocional. Cuando hay ausencia de fuego, por el contrario, la persona se siente deprimida, se siente que se ha perdido la conexión con la fuente, por lo que conviene buscar algún tipo de actividad física.

La tierra

La ausencia de este elemento debilita el bazo y la visión. Aparecen trastornos digestivos, apatía, desmotivación general. Es recomendable estar en contacto con la tierra, pisarla con los pies descalzos, y procurar masajes y juegos de contacto físico.

El metal

Cuando aparece la melancolía se dañan los pulmones, aparecen bronquitis, tos, flema y demás deficiencias respiratorias. El pulmón es el encargado de controlar la energía Chi que circula por el cuerpo humano y hacer que descienda. Su órgano asociado es el intestino grueso, por lo que es muy fácil que tras un resfriado aparezcan episodios como diarrea o estreñimiento. Aprender a relajarse y expresar las emociones es fundamental para mantener la fluidez de la energía.

Y si relacionamos cada uno de Los cinco elementos con su correspondiente energía tenemos que:

- Agua es el yin absoluto.
- Metal tiene más yin que yang, energía que tiende al yin.
- Tierra representa el centro, equilibrio, se podría decir que es el objeto de los fenómenos.
- Madera dispone más yang que yin, energía que tiende al yang.
- Fuego es el yang absoluto.

El elemento agua es yin absoluto, es la cara opuesta del elemento fuego, que es yang absoluto. El metal es un elemento que contiene mas yin que yang, tiene tendencia hacia el yin, pero no es el yin absoluto, y contiene en menor grado a yang. Como todo lo conceptualizado, no puede escapar de la dualidad yin/yang, y por lo tanto, el elemento metal es la parte contraria del elemento madera, cuya naturaleza es de más yang que yin, y su tendencia es hacia el yang absoluto.

La tierra es el centro, es el objeto donde se manifiestan las transformaciones, contiene a yin y a yang en igual proporción, no tiene contrario directo, pero depende de yin y yang para ser concebido, es decir, el centro es posible porque existen los polos, creándose así una dualidad que permite la identificación del centro.

El yin es lo inmóvil, lo muerto, lo oscuro, la lluvia, el silencio... Y el yang es lo móvil, lo vivo, la luz, el sol, el ruido...

El elemento agua se corresponde con el inicio, con la fuente...

El elemento metal se corresponde con la rigidez, con lo frío, el hielo, es un vector de energía que tiende al yin absoluto, al agua. Es el responsable de alimentar al elemento agua.

El elemento madera se corresponde con la flexibilidad, con la expansión, el crecimiento, es un vector de energía que tiende al yang absoluto, al fuego. Es el responsable de alimentar el fuego.

El elemento fuego se corresponde con el éxtasis, con el final...

El elemento tierra se corresponde con el centro, con el equilibrio, es energía en equilibrio.

Los meridianos

El sistema de meridianos se conoce desde hace más de 4.000 años, constituyendo a partir de entonces la base de toda la medicina tradicional china. Por los meridianos circula la energía Chi, que proporciona equilibrio y armonía al cuerpo.

La enfermedad no es algo que surja de improviso. Los primeros avisos son en forma de cansancio, dolor en una zona específica, malestar físico, emocional. Estos síntomas producen un desequilibrio en el flujo de energía.

Según la teoría médica china, cuerpo, mente y espíritu son un todo indisociable e interdependiente, por lo que el tratamiento para restablecer el estado general de salud no debe encaminarse hacia un único aspecto, sino que debe contemplarse el cuerpo en su totalidad. Es lo que se conoce como tratamiento holístico.

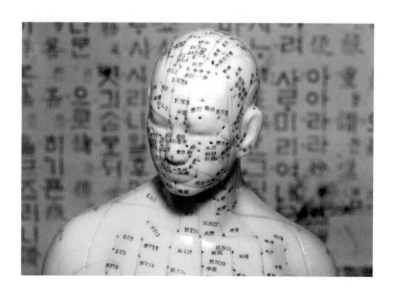

Los meridianos no son canales físicos como las arterias o las venas, sino que son recorridos energéticos imaginarios donde se concentra la energía Chi. Cada meridiano controla la energía Chi de cada uno de los principales órganos. Existen doce meridianos en cada mitad del cuerpo.

La lista de los meridianos es la siguiente:

1. Meridiano del pulmón (P).
2. Meridiano del intestino grueso (IG).
3. Meridiano del estómago (E).
4. Meridiano del bazo-páncreas (BP).
5. Meridiano del corazón (C).
6. Meridiano del intestino delgado (ID).
7. Meridiano de la vejiga (V),
8. Meridiano del riñón (R).
9. Meridiano de pericardio (PC).
10. Meridiano triple calefactor (TC).
11. Meridiano de la vesícula biliar (VB).
12. Meridiano del hígado (H).

Los doce meridianos circulan de modo vertical y bilateral en el cuerpo, cada uno se conecta con un órgano (o función en el caso del pericardio y del triple calefactor) sin embargo su influencia es de mucho mayor alcance que la del área estrictamente cubierta por el meridiano.

Seis meridianos fluyen por los brazos y seis por las piernas. Los meridianos del pericardio, corazón y pulmones son yin y fluyen por la superficie interna del brazo desde el pecho hasta las manos. Los del triple calefactor, el intestino delgado, y el intestino grueso son yang y fluyen por la superficie externa del brazo desde las manos y hasta la cabeza. Los de la vesícula biliar, vejiga y estómago son yang y fluyen desde la cabeza bajando por el cuerpo y a través de la superficie exterior de las piernas hasta los pies, mientras que el hígado, riñón y bazo son meridianos yin que fluyen desde los pies por la superficie interna de las piernas hasta el pecho.

Los meridianos se agrupan en pares yin/yang, siendo los meridianos yin los internos y los yang los externos. Se ocupan de hacer circular la energía vital y la sangre, calientan y nutren los tejidos y enlazan y soportan los aspectos funcionales y estructurales del ser en su totalidad. Cada meridiano tiene una ubicación específica desde donde se puede acceder a las profundas energías del cuerpo desde el exterior. Cada punto de la energía actúa de una manera específica que puede estimularse desde ese lugar o bien desde otro punto.

Qi Gong también utiliza esas mismas redes de la acupuntura para estirar, contraer, liberar, dar permeabilidad o reforzar los meridianos con objeto de facilitar la circulación de la energía a través de sus redes.

En los movimientos, el gesto puede ser redondo o angular. Si es angular, la flexión o la extensión del miembro o de la articulación serán bien definidas, caracterizadas y forzadas, obedeciendo a los mismos principios que el stretching o que ciertos ejercicios de yoga. Si en vez de forzar a fondo el estiramiento ejerciendo la tracción máxima nos limitamos a inclinarnos y toleramos la flexión, esto es, el gesto es redondo, determinadas prácticas van a ver amplificados sus resultados: la respiración se va a hacer más lenta, sutil e interiorizada, y aumentará la capacidad de concentración de la persona. La práctica de los gestos redondos, con movimientos encadenados, dinámicos y flexibles, es la base del Qi Gong, cuya disciplina es sinónimo de apertura de los meridianos y liberación de la circulación energética.

«La práctica de los gestos redondos, con movimientos encadenados, dinámicos y flexibles, es la base del Qi Gong.»

El adepto, una vez aprendidos los movimientos, queda en libertad para concentrarse teniendo presentes los circuitos de los meridianos y practicar con soltura, de una manera natural. La ejecución suelta puede ser tan eficaz como la concentración, cuando los movimientos son auténticamente libres. Es importante, pues, aprender a soltar el gesto y memorizar cada uno de los trayectos. Cuando el gesto es libre y la respiración lenta, la energía circula por sí misma en los meridianos o fuera de ellos. Qi Gong es el aprendizaje de la fluidez: respiración fluida, movimiento fluido, energía fluida.

El movimiento

El Qi Gong está basado en la repetición de un conjunto de movimientos de mucha precisión, diseñado para beneficiar la salud en muchos niveles. Su práctica regular ofrece un efecto fortalecedor de todo el cuerpo y varios de sus sistemas (nervioso, digestivo, respiratorio, muscular, hormonal, reproductivo, etc.). Su habilidad es la de ayudar en la recuperación de una gran variedad de problemas de salud crónicos.

Sus orígenes aluden probablemente a danzas practicadas por algunas tribus de China. Con el tiempo, esos movimientos se sistematizaron y se crearon ejercicios enfocados para la salud. Posteriormente han nacido varios sistemas de Qi Gong que incluyen Las ocho piezas del brocado de seda, que aún hoy se practican comúnmente. El objetivo es promover el movimiento del Chi en el cuerpo a través de los puentes y los canales de energía.

Uno de los puntos clave es la relajación y la respiración profunda, requisitos para que el Chi fluya. Muchos de los movimientos del Qi Gong son suaves, otros se hacen con más vigor; algunos son largos y extensos, mientras que otros son casi imperceptibles. Se puede practicar como un ejercicio individual o hacerlo de manera complementaria a un entrenamiento.

En Qi Gong el movimiento es lento: el cuerpo se repliega, se estira, se distiende, sube y baja, en una especie de coreografía a cámara lenta. Las rodillas no se tensan y bloquean sino que flexionan elásticamente, plegándolas cuando el cuerpo desciende y estirándolas a compás de los movimientos ascendentes. Del mismo modo se doblan y extienden los brazos y las manos. Parece como si fuera un trabajo hecho en plena ingravidez, por el movimiento pausado y lento, por la suavidad de los gestos. Lo importante es mantener la verticalidad respecto al eje corporal, con las raíces en tierra y la soberanía del cielo.

Al practicar los movimientos de esta manera el cuerpo permanece flexible pero firme, preparado para rechazar cualquier tipo de agresión exterior. Es ese estado de imaginaria ingravidez el organismo se prepara para abrirse y quedar en plena disponibilidad, en busca de la fluidez y la permeabilidad que le permitirán dar entrada y salida a las energías del cielo, la tierra y el cosmos.

Como regla general, todos los movimientos, de flexión y de repliegue, de reunión de los miembros y del tronco surten el efecto de introducir la energía en el organismo. Por el contrario, las extensiones, las aperturas, los ensanchamientos, expulsan la energía del organismo. La flexión de las piernas y de los brazos distiende los meridianos de la acupuntura, mientras que la extensión los tensa. Estos movimientos juegan sobre los meridianos a manera de cuerdas elásticas, lo cual origina un efecto de masaje que estimula la circulación a través de ellos y al mismo tiempo ayuda a eliminar los bloqueos, los impedimentos, los estancamientos de la circulación energética.

Las articulaciones principales de los miembros son puntos estratégicos: el hombro y el omoplato, el codo, la muñeca, las rodillas, los tobillos y las falanges de los dedos de los pies. A medida que se avanza en el Qi Gong, la persona va cobrando conciencia de sus articulaciones, la sensibilidad propioceptiva se hace cada vez más nítida y, con los movimientos ejecutados a cámara lenta, se adquiere mayor conciencia de uno mismo. Con el tiempo, el movimiento acaba por liberar las articulaciones, les confiere mayor flexibilidad, tonificando y agilizando la energía del organismo.

La respiración

La respiración debe ser lo más natural posible, jamás forzada. No se trata tanto de llenar el vientre, el tórax, sino que se trata de abandonarse a la respiración natural. La respiración armoniosa abarca también el abdomen, que se dilata al inhalar y se contrae al exhalar el aire. Por eso, mientras se realizan los ejercicios hay que llevar la atención hacia el vientre, para notar cómo se hincha ligeramente al principio, durante la inspiración.

Léonard Boulic

En la práctica del Qi Gong se distinguen tres tipos de respiración:

- **La respiración natural:** En la respiración natural no se actúa sobre ella. Simplemente se le permite al cuerpo que la respiración se ajuste de manera natural, tanto cuando nos encontramos en una postura inmóvil así como cuando se realiza cualquier ejercicio en movimiento.

- **La respiración abdominal:** En la respiración abdominal se actúa con cierta suavidad sobre la respiración, pero sin forzarla. Podemos imaginar a nuestro abdomen como una esfera que se hincha en todas las direcciones. En la inspiración el diafragma torácico se contrae y desciende, y el perineo se relaja. En la espiración el diafragma torácico se relaja y asciende, y el perineo se contrae ligera y brevemente cuando los pulmones están casi vacíos. Los efectos de este tipo de respiración son relajantes, distienden los tejidos y ayuda a que el Chi y la sangre puedan nutrir las células profundamente.

- **La respiración taoísta:** Es muy importante que la lengua esté colocada en el paladar y hay que tener una precaución especial para no forzarla. La idea en esta ocasión está en propulsar el Chi por la columna vertebral hacia la parte alta del cuerpo. La energía será distribuida después de forma natural hacia las extremidades. En la inspiración el diafragma torácico se contrae y desciende, y el perineo se contrae ligeramente y asciende. Durante la inspiración, el aliento va hacia la parte trasera de la espalda, abre la zona y propulsa la energía por la columna vertebral. En la espiración los diafragmas torácico y pélvico se relajan. Los efectos de este tipo de respiración son tonificantes, crean presión, hacen ascender la energía y la bombean por todo el cuerpo.

Como los movimientos del Qi Gong son en general lentos y sin un esfuerzo violento, la respiración se ha de mantener tranquila en todo momento. El practicante comprueba como poco a poco se va tornando más profunda porque se desarrolla con mayor lentitud. Al terminar los ejercicios la persona debe conseguir que la respiración no sea agitada ni mucho menos ruidosa.

En Qi Gong la respiración se realiza a través de la nariz. Inspiración y espiración son nasales y silenciosas. De esta manera no solo se muestra un cierto respecto al practicante que está a nuestro lado sino que también favorecerá la propia concentración.

La eficacia de la respiración cobra más potencia en Qi Gong cuando se sincroniza con los movimientos. En general, al exhalar el aire, hay que replegar el cuerpo y flexionar los miembros; al inhalar se realiza la extensión de los miembros y se yergue el cuerpo. Se debe respirar de una manera sutil, sin hacer ruido, lentamente, la respiración favorece así la admisión y la expulsión de la energía, y también la circulación de ésta en el organismo. Para facilitar la admisión se debe dejar el *ming men* abierto, se hará desaparecer la curvatura del raquis lumbar, incluso durante la inspiración.

La concentración

El otro gran poder del Qi Gong es la capacidad de concentración. Se trata de un trabajo mental que ayuda a tranquilizar el ánimo.

La concentración no es otra cosa que tratar de ahuyentar los pensamientos con el fin de poner la mente en blanco. Dominar la actividad mental no es tarea fácil, menos aún si se trata de sincronizar con la respiración profunda, lenta y silenciosa. El resultado es que el espíritu suele calmarse por sí solo.

> «Cuando se alcanza el silencio físico y mental se llega rápidamente a un estado de paz y sosiego que es bálsamo para el cuerpo, la mente y el alma.»

Una persona con alta capacidad de concentración será capaz en poco tiempo de lograr lo que a otra persona le lleve un mayor tiempo. La concentración le permitirá llegar al fondo de las cosas, de comprender su esencia, de extraer mayores conclusiones con poca o mínima información.

La concentración también trae consigo una mayor quietud de cuerpo y mente, disminuye la vorágine de pensamientos que son, por regla general, la causa del estrés y de una buena parte de los desarreglos físicos y mentales. Cuando se alcanza el silencio físico y mental durante los periodos de concentración profunda se llega rápidamente a un estado de paz y sosiego que es bálsamo para el cuerpo, la mente y el alma.

Existen numerosas técnicas de concentración, pero casi todas ellas coinciden en la idea que centrar la atención en un asunto concreto hace que no se piense en otras cosas.

- **Pensar en una imagen:** Se debe pensar en una figura geométrica sencilla (cuadrado, triángulo o círculo) y se representará mentalmente de la manera más fiel posible; lo importante es que la idea permanezca y no sea borrada por el flujo de ideas sobre los acontecimientos del día, responsabilidades o pendientes. Sostenga en la mente la imagen, y cuando lo logre, combínela con otras: un círculo dentro de un cuadrado o un triángulo que aloja un rectángulo, entre otras.

- **Color:** De igual manera, puede visualizar un color previamente establecido; piense en él 30 segundos e incremente este lapso gradualmente, hasta llegar, por ejemplo, a 5 minutos. Ya con práctica, puede unir colores y figuras geométricas: «observe» un triángulo rojo rodeado por un círculo blanco en un fondo verde, por ejemplo.

- **Entrecejo:** Enfoque toda su atención en el propio entrecejo, manténgala ahí con la mayor fidelidad posible y evite tensión y divagaciones. Persevere hasta unificar tu pensamiento.

- **Punto:** Dibuje un pequeño círculo negro en una cartulina u hoja en blanco; fije la mirada en él durante algunos minutos, luego cierre los ojos y retenga en su mente la imagen que acaba de observar.

- **Sonidos:** Concéntrese en un sonido constante, como el canto de algún ave en un parque o el tic-tac de un reloj; muéstrese muy atento al sonido y a los silencios que se crean.

- **Sensación corporal:** Concéntrese en una percepción sensorial (olor, textura al tacto, aroma) y evite ponerle nombres o describirla; solo experiméntela. Este ejercicio es excelente y evita divagaciones.

2. Historia de una práctica milenaria

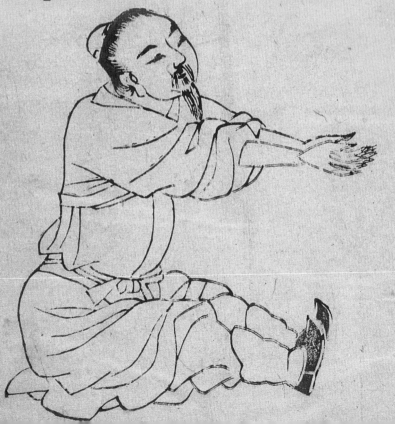

Las primeras referencias escritas datan de hace más de 4000 años, durante el reinado del emperador Huang Di que gobernó en la cuenca del río Amarillo. Su origen parece una especie de danza ritual en la que se combinaba la respiración con los movimientos que imitaban algunos animales, con el objeto de combatir algunas enfermedades como el reumatismo, la artrosis, la mala circulación sanguínea, los edemas, etc.

Huang Di había estudiado alquimia y medicina y practicaba regularmente ejercicios de meditación, respiración y técnicas sexuales con el fin de combinar las esencias del yin yang y transformarlas en energía espiritual. Sus enseñanzas fueron recopiladas en el siglo III a.C en forma de un gran libro médico titulado *Huang Di Nei Jing*, donde se habla de la importancia de regirse a las leyes naturales acomodándose a los cambios cíclicos de las estaciones y expone una serie de métodos para conservar la salud, basado en ejercicios físicos y en técnicas de meditación, con el fin de alcanzar la longevidad.

La dinastía Han

Durante las dinastías Qin y Han (hacia el 220 aC) se redactaron varios textos en los que se hablaba de la energía Chi. Por ejemplo el *Clásico de las dolencias* (Nan Jing) o las *Prescripciones desde la cámara dorada* de Zhang.

Las características del Qi Gong en esos momentos son:

– Se conocen dos variantes en el entrenamiento del Qi Gong, la que usaban los eruditos taoístas y la de los confucionistas. La segunda se empleaba con fines médicos, recurriendo a los ejercicios y a las agujas para ajustar la energía Chi y para sanar enfermedades.

– En aquellos momentos el Qi Gong apenas presentaba connotaciones religiosas.

– El entrenamiento era básicamente pasivo y se progresaba con mucho tiento en pos de una vida sana y con miras a preservar la salud.

La dinastía Han representa un periodo pacífico y muy glorioso que se reconoce por haber importado el budismo desde la India. Muchas prácticas de Qi Gong y de meditación ya se empleaban en ese país desde hacía miles de años.

En los templos budistas se impartían muchas de las prácticas del Qi Gong, en especial la meditación estática. Gran parte de la teoría más profunda del Qi Gong, así como su práctica fueron introducidas por aquel entonces en la China y sus principios quedaron recogidos en los textos sagrados budistas. Durante muchos años el Qi Gong religioso permaneció alejado de los profanos.

Dao Ling combinó los principios taoístas tradicionales del budismo, creando así una religión que sería conocida como Dao Jiao. Las meditaciones propias del Qi Gong fueron transmitidas con gran sigilo entre los monasterios budistas. El taoísta Jun Qian se inspiró en los movimientos de los animales para crear los Wu Qin Xi, mediante los cuales enseñaba a la gente distintas formas de incrementar la energía Chi.

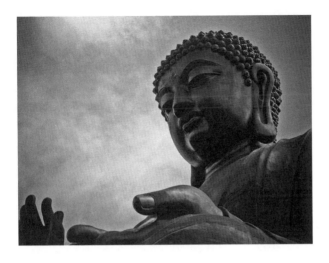

El Qi Gong llega a Occidente

Entre los siglos XVIII y XIX unos misioneros chinos descubrieron la práctica del Qi Gong y lo llevaron a Occidente. Esta emigración permitió el descubrimiento y el desarrollo de este arte en los EE.UU. y en Europa. En un momento de vacío espiritual, la llegada del Qi Gong, con su interiorización y su conexión con la Naturaleza fue muy bien recibido. Empezaron a tratarse problemas occidentales con el Qi Gong, tales como el estrés, el aumento de obesidad, las patologías cardiovasculares o la implicación social. En Occidente, el Qi Gong se desarrolla a partir de los años 1970, momento en que unos maestros chinos, como el maestro Zhou (Zhi Neng), vinieron a enseñar a los occidentales. De esta manera se empieza a percibir el arte de la lentitud, se aprende que lo rápido y lo inmediato no son sinónimos de éxito y de fuerza y que un movimiento muscular lento puede llegar a ser mucho más efectivo y potente.

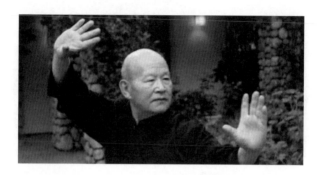

La historia de Las ocho piezas del brocado

Los ejercicios de Las ocho piezas del brocado fueron descritos por primera vez en un texto taoísta del siglo VII.

Se atribuyen al general Yue Fei de la dinastía Han que, tras ser derrotado en una batalla contra los tibetanos, abandonó su carrera militar y se retiró a la montaña para estudiar taoísmo. También existe la teoría que vivió durante la dinastía Hang y fue precursor de la escuela taoísta de la Realidad completa.

Yue Fei nació en el año 1103 dC, durante la invasión que sufrió la dinastía Song por parte de las tribus nómadas Jin, que vinieron desde Asia central. Fue un hombre extraordinario que logró grandes victorias contra los Jin al frente de su ejército. Fue un experto en artes marciales que creó las Ba Duan Jin (Las ocho piezas del brocado) como parte del plan de entrenamiento en artes marciales que diseñó para sus soldados.

En un principio la serie se componía de doce ejercicios, que se redujeron en épocas posteriores a los ocho que han llegado hasta nuestros días y de los que existen diferentes versiones.

Hay formas de trabajar más suaves que otras, que se centran en el estiramiento de tendones, en el desarrollo de las posturas bajas o bien ponen énfasis en la respiración, en la visualización, etc. En cualquier caso, es importante permanecer a la escucha de las sensaciones que el cuerpo transmite mientras se regula la respiración. Si se pretende llevar un poco más lejos el estiramiento, es esencial mantener esa consciencia y evitar posturas forzosas. Cuando esto sucede, el cuerpo se manifiesta mediante ciertas molestias o tensiones. Los estiramientos sirven para liberar la energía que drene aquellos lugares donde la energía se ha estancado y se promueve la circulación del Chi.

Las tres formas de la práctica del Qi Gong

Tradicionalmente las bases de la práctica del Qi Gong están formadas por movimientos que se practican de pie, por posturas estáticas también de pie y por ejercicios de concentración en postura sedente.

Muchas escuelas recomiendan practicar todos los días estas tres prácticas de Qi Gong: diez minutos de pie, diez minutos en movimiento y diez minutos sentados. El primer ejercicio, estático y de pie, servirá para potenciar la energía esencial. El segundo, en movimiento, activará la circulación de dicha energía por todo el organismo, mientras que el tercer ejercicio servirá para transformar la energía.

El Qi Gong de pie, inmóvil

Son posturas que se conocen como «de implantación de la energía», además de identificarse también con nombres como «abrazar el árbol» o de la «postura del jinete». La persona está de pie, con las rodillas algo flexionadas, tomando arraigo en el suelo y disponiendo los brazos como si estuviera agarrado a un árbol, con la pelvis apuntando hacia el suelo y la cabeza erguida hacia el cielo.

En esta postura la respiración es abdominal y la concentración se dirige hacia el bajo vientre.

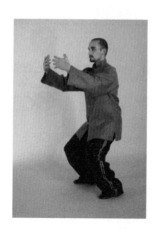

El objeto de estas posturas es reforzar la energía vital, la energía esencial del organismo llamada jing, por amplificación del yang procedente del cielo y del yin procedente de la tierra.

Al reforzar la energía vital se refuerzan las potencias humanas, tanto a nivel de la salud general como aumentar las capacidades que dormitan en el interior de cada persona.

El Qi Gong en movimiento

Los movimientos son lentos, armoniosos, como una especie de danza a cámara lenta, imitando a los animales. Los pies y las manos describen gestos que recuerdan las iniciaciones budistas. Son movimientos como el de la golondrina, el de la grulla, el pato salvaje, los ocho tesoros, etc. Los chinos aseguran que hay más de 18.000 variantes. El objetivo de estos movimientos es conferir flexibilidad al cuerpo, conservar la soltura, su elasticidad. Muchos monjes practicaban estos movimientos en sus monasterios en los momentos de meditación. La mayoría de estos ejercicios comprenden estiramientos moderados y también flexiones, aunque la mayoría de escuelas taoístas no hacen demasiado hincapié en estas cuestiones. El organismo se mueve dentro de sus posibilidades naturales. De lo demás se encarga la respiración y la concentración, a fin de liberar energía y las articulaciones. Y el resultado automático es que el tono muscular se refuerza. Qi Gong no se dirige exclusivamente a la musculación pero si se desea aumentar la capacidad de musculación se pueden combinar los ejercicios específicos propios con elementos propios del Qi Gong.

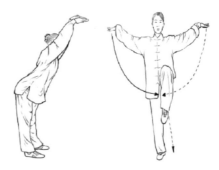

Otra de las consecuencias es que se activa la circulación de la energía: los movimientos de estiramiento y flexión no son sino medios para facilitar la circulación de la energía, de paso que confieren elasticidad al cuerpo y tonifican los músculos. Al aumentar la circulación de la energía también se capta la energía de la tierra, de los cielos, del cosmos, de los árboles...

Cada Qi Gong tiene su aplicación específica. Algunos tienen una cualidad terapéutica, ya que vigoriza un órgano determinado o combate un determinado síntoma. Otros desarrollan ciertas virtudes curativas. En cualquier caso, la respiración y el movimiento enseñan a dirigir la concentración que a su vez pone en marcha la circulación de la energía.

El Qi Gong sentado

Se puede realizar sentado en una silla o bien en el suelo sobre un almohadón. En estas condiciones de inmovilidad, el trabajo principal recae sobre la concentración y la respiración. Esta suele ser abdominal, dejando que el vientre se dilate durante la inhalación y se contraiga durante la exhalación o bien sea al revés, se puede contraer el vientre para inhalar y dilatarlo para exhalar.

La consecuencia de este trabajo es potenciar la energía vital contenida en el dan tian por medio de la respiración y ponerla en circulación de manera voluntaria y consciente, utilizando las redes de los meridianos.

Beneficios del Qi Gong

Algunos beneficios que posee el Qi Gong son:

- Beneficios cardíacos
- – Al ser un ejercicio aeróbico de bajo impacto, favorece la función cardíaca, reduce las pulsaciones e incrementa la irrigación lo que mejora la función ventricular
- – Ayuda a regular la presión arterial
- Beneficios cardiovasculares
- – Disminuye la mortalidad relacionada con las enfermedades cardiovasculares.

Léonard Boulic

- Favorece la baja de los niveles de colesterol en sangre.
- Beneficios para el sistema respiratorio
- Incrementa el volumen de ventilación pulmonar y alveolar.
- Beneficios para el sistema nervioso.
- Regulariza el sistema nervioso vegetativo.
- Preserva la corteza cerebral.
- Beneficios para el sistema inmunológico
- Mejora la respuesta inmunológica incrementando el número de linfocitos T, de inmunoglobulinas, de células NK, primordiales en el combate de infecciones, enfermedades y la prevención de tumores.
- Aumenta la respuesta inmunológica ante las vacunas.
- Beneficios gastrointestinales
- Ayuda a regular la actividad intestinal por lo cual contribuye a mejorar el tránsito intestinal y diminuye las flatulencias.
- Beneficios locomotores
- Incrementa la resistencia y elasticidad muscular y de los tendones, disminuyendo el riesgo de contracturas y lesiones.
- Disminuye el riesgo de osteoporosis y osteomalacia, incrementando el equilibrio y restringiendo el peligro de caídas que es la causa principal de fractura.
- Al ser un ejercicio aeróbico lento disminuye la sensación de cansancio.
- Mejora el tono muscular.
- Beneficios para el control del estrés
- Incrementa la serotonina por lo que produce una sensa-

ción de vitalidad superior, además aumenta la memoria y la atención.

- Disminuye significativamente los niveles de cortisol en sangre (la hormona del estrés) e incrementa los beta endorfina lo que produce un efecto calmante y estabiliza el buen humor.

- Ayuda a afrontar de forma positiva los conflictos y las tensiones emocionales.

- Incrementa la dopamina lo que produce una fluidez mayor en las relaciones interpersonales.

- Produce una gran paz interior, una sensación de calma, serenidad y claridad mental.

- Otorga una conexión mayor con la parte espiritual de uno mismo.

- Incrementa de la fortaleza física.

- Fortalece la salud.

- Ayuda a lograr el equilibrio físico y emocional, favoreciendo al descanso y disminuyendo los trastornos del sueño.

• Beneficios para el sistema nervioso

- Mejora y regulariza las funciones endocrinas (tiroides, pancreática, suprarrenales, ováricas, testiculares, etc.).

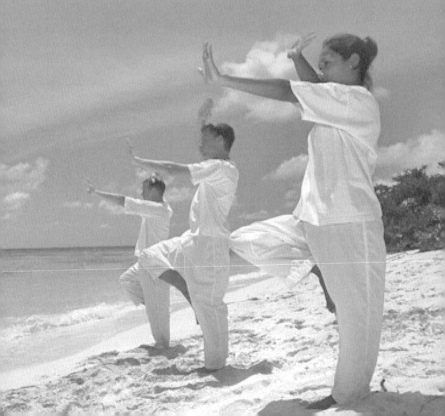

3. Entrenamiento de Qi Gong

Todas las prácticas de Qi Gong pueden ser incorporadas a dos categorías según sea su método de entrenamiento específico: el Wai Dan (Elixir externo) y el Nei Dan (Elixir interno).

Wai Dan o Elixir externo

En esta práctica la atención se concentra en las extremidades del cuerpo para que el ejercicio fabrique el Chi en ellos. Cuando llega a su nivel máximo, fluye a través de los canales (meridianos), eliminando obstrucciones y alimentando los órganos.

El cuerpo humano presenta doce canales o meridianos por los que circula el Chi. Seis de ellos se comunican con los dedos de las manos y los otros seis con los dedos de los pies. Todos ellos tienen su correspondencia con los órganos internos.

Cuando el Chi queda limitado en un punto, un órgano recibirá una cantidad anómala de Chi, lo que ocasionará una disfunción o contribuirá a que dicho órgano degenere con mayor celeridad y haga que el organismo enferme y sufra un envejecimiento prematuro. Los órganos deben recibir una cantidad adecuada de Chi, ni más ni menos. Esta es la idea en la que se fundamenta el Qi Gong del Wai Dan o Elixir externo.

Cuando se realizan los ejercicios del Wai Dan, la atención se concentra en las extremidades. A medida que avanza, la energía Chi se produce en piernas y brazos. Cuando el Chi potencial de las extremidades alcanza un nivel lo suficientemente alto, comienza a fluir a través de los canales, desembozando cualquier obstrucción y nutriendo sus órganos. De ahí que las personas que llevan una vida más activa que aquellas otras que realizan trabajos sedentarios suelan gozar de una vida más saludable.

Una de las rutinas que se realizan en este trabajo es la de los cambios músculo/tendón de Dao Mo. En esta serie, el practicante tensa los músculos de manera progresiva y a continuación las distiende por completo. El resultado es que se potencia la producción del Chi y que alcanza una alta concentración. Cuando se relaja la musculatura, el Chi acumulado fluye hacia los órganos.

Existen otras series que también involucran el movimiento de brazos y piernas en unas posiciones muy concretas de modo que se trabajan los músculos que rodean los órganos internos. También así se incrementa la circulación del Chi alrededor de los órganos e incidiendo directamente sobre ellos. Por ejemplo, levantando rápidamente los brazos por encima de la cabeza y a continuación bajarlos: así se extiende la musculatura alrededor de los pulmones. La extensión y la distensión ejercen un ligero masaje en esta zona y sirven de estímulo tanto para el Chi como para el torrente sanguíneo que inunda el área.

Algunos de los ejercicios más conocidos de Wai Dan son: el Cambio del músculo/tendón «Yi Jin Jing» atribuido a Dao Mo, El deporte de los 5 animales «Wu Qin Xi» del dr. Jun Qian y Las ocho piezas del brocado «Ba Duan Jin» de Yeuh Fei.

Las técnicas de Wai Dan en movimiento que se centran en la circulación del Chi alrededor de los órganos no desarrollan los músculos y son empleadas principalmente para mejorar la salud.

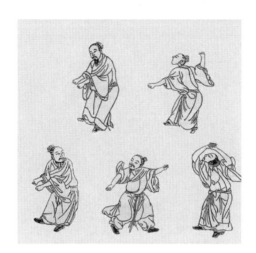

Nei Dan o Elixir interno

Esta teoría es más profunda que la anterior y su entrenamiento más difícil de comprender y practicar. Se genera dentro del cuerpo y se lo conduce hacia las extremidades.

El Nei Dan fue transmitido más tardíamente y de manera más sigilosa, ya que es difícil de entender, por lo que solo los más experimentados y sabios podían captar su verdadera esencia. Su práctica entraña cierto peligro, ya que de no hacerse correctamente puede causar problemas físicos importantes. Durante todas las fases del aprendizaje del Nei Dan el alumno ha de estar en perfecta sincronía con us maestro, experimentando con él cada nuevo paso.

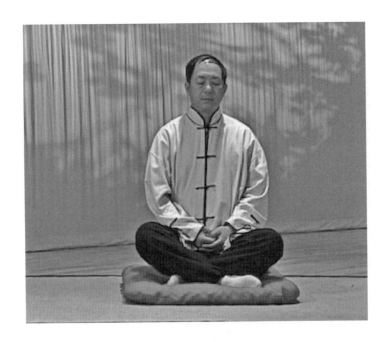

El arte del Qi Gong se aprende a partir de las sensaciones que el maestro trata de que su alumno perciba de una manera natural. Con el objeto de alcanzar los niveles más avanzados de Qi Gong Nei Dan, el alumno debe conservar su Jing (esencia) y restringir en lo posible su actividad sexual. También hay que invertir mucho en su práctica. Con el fin de lograr el equilibrio espiritual, se debe tratar de lograr la neutralidad emocional y la independencia. Antiguamente, y con el fin de preservar el Jing, la persona trataba de alejarse del mundo convirtiéndose en un eremita, subiendo a las montañas o ingresando en un monasterio.

«El arte del Qi Gong se aprende a partir de las sensaciones que el maestro trata de que su alumno perciba de una manera natural.»

En general puede definirse como una práctica en la que primero se produce el Chi en el interior del cuerpo, una energía que luego será canalizada hacia las extremidades. El Nei Dan puede dividirse en varias categorías de acuerdo con el propósito y el grado de profundidad de la práctica. El Nei Dan presenta tres variantes para la circulación de la sangre: El Camino del fuego, El Camino del viento y el Camino del Agua.

El Camino del fuego

Se trata del paso más importante en la práctica del Nei Dan. Lo emplean tanto los practicantes del Qi Gong como los que realizan las artes marciales.

En el Qi Gong del Camino del fuego, el énfasis está en el Qi Yang o fuego que circula en el vaso gobernador y por lo tanto, en el fortalecimiento de los músculos y órganos. El Camino de fuego es la principal formación de Chi en el Qi Gong de cambio músculo / tendón (Yi Jin Jing). Sin embargo, la ruta de fuego también puede causar que el cuerpo se vuelva demasiado Yang, y por lo tanto acelerar el proceso de degeneración.

El iniciado puede producir la energía Chi en la respiración abdominal o bien con el pensamiento. Cuando ya ha alcanzado cierto nivel de Chi, el practicante utiliza su mente para canalizar la energía y hacerla circular a través de los vasos concepción y gobernador. El camino da inicio en el bajo dan tian, atraviesa el hui yin y pasa por el cóccix, ascendiendo a través de toda la espina dorsal hasta coronar la cabeza y desciende por la parte anterior del tórax para finalizar su recorrido en el bajo dan tian. Este Camino del fuego constituye el circuito por el que se desplaza la energía Chi. Si la energía es excesiva el sujeto percibe un exceso de calor (fuego).

Los vasos concepción y gobernador rigen e influyen sobre los doce canales o ríos. Cuando el contenido en estos dos vasos tiene fortaleza, la circulación en los doce canales también será fuerte y el cuerpo se beneficiará de ello. Es importante que la energía en los órganos bajos no sea excesiva (yang) ni deficiente (yin), ya que en ambos casos los órganos acelerarán su degeneración. Cuando el practicante haya logrado abrir el camino de la circulación a través de los vasos gobernador y concepción, se dice que ha completado la circulación menor. Es entonces cuando puede abrir los canales de los mismos y suministrar Chi a la piel y a la médula ósea. Cuando este objetivo se cumple, la persona completa la circulación mayor.

El Camino del viento

En el Camino del viento, se produce energía en el bajo dan tian y utilizando la mente se hace circular en sentido contrario al Camino del fuego. Su misión es «enfriar» las energías adquiridas (alimentos y respiración) y la energía del fuego que circula por el Camino del fuego.

Tras la producción de Chi en el bajo dan tian, el practicante habrá de dirigirla para que circule en sentido contrario al Camino del fuego. Los motivos para este proceder son varios:

- Con el fin de restringir la circulación de energía Chi que en exceso llega a los órganos.

- Para ralentizar la circulación natural de energía Chi a través de los vasos concepción y gobernador en caso de que haya pasado a ser muy positiva debido a una enfermedad, una herida o bien otra razón.

- Una de las prácticas del Qi Gong tiene como finalidad el incremento de la energía prenatal generada en el bajo dan tian para así enfriar la energía Chi postnatal que se produce en el dan tian medio, en la zona del plexo solar. Es el principio del Camino del viento.

El Camino del agua

En el Camino del agua, se produce energía en el bajo dan tian y utilizando la mente se hace circular en el siguiente sentido: Inicio en el bajo dan tian, desciende a través del canal ren mai (canal de la concepción), atraviesa los puntos REN-1 y DU-1, pasa por el cóccix, asciende por el canal chong mai (canal de propulsión) atravesando la médula espinal hasta la cabeza, desciende por la cara entrando de nuevo en el canal ren mai en la región de la boca, atraviesa la parte anterior del tórax y finaliza su recorrido en el bajo dan tian. El Camino del agua reduce el excesivo fuego, vigoriza la mente y aumenta la longevidad.

El Camino se inicia en el interior de la espina dorsal y es sin duda uno de los niveles más avanzados de la práctica. Una vez producida la energía Chi prenatal en el bajo dan tian, la persona emplea la mente junto con un entrenamiento específico que tiene por objeto dirigir la energía hacia el vaso de propulsión, un espacio de almacenamiento de la energía Chi localizado en la médula espinal.

La energía generada es conducida hasta el cerebro para vigorizarlo junto al espíritu. La mente cargada con energía es entonces capaz de ajustar el nivel de Chi presente en los órganos y en otras partes del cuerpo. Es una práctica de difícil realización pero cuyos efectos son de mucha eficacia. En los monasterios budistas, los monjes que consiguen este nivel de control, consiguen retrasar el proceso de envejecimiento y llegar a una alta longevidad.

El Qi Gong referido a la limpieza de médula/cerebro ha sido uno de los secretos mejor guardados en las sociedades budistas y taoístas. No solo supone tener una vida larga y saludable sino que supone un excelente medio para lograr la Iluminación, el objetivo primordial que persigue todo sacerdote o monje que pretende alcanzar una vida espiritual plena.

El Qi Gong Wai Da

- Se trata de una práctica orientada a la producción de energía Chi en las extremidades y cuya circulación finaliza en los órganos. En su práctica, el cuerpo genera una cantidad de Chi que será más tarde distribuida por las extremidades. El Wai Dan es una práctica física, mientras que el Nei Dan prioriza el empleo de la mente.
- El Wai Dan se ejecuta mediante la tensión y la relajación de la musculatura. Puede llevarse a cabo con el movimiento de las extremidades. El Nei Dan recurre a ejercicios con el bajo dan tian o bien mediante la ayuda del pensamiento.

- Algunas de las habituales disciplinas del Wai Dan son el masaje, la acupuntura y la digitopuntura, dado que recurren a la ayuda externa con el propósito de ajustar los desequilibrios sufridos por la energía del Chi corporal.
- Así como el Wai Dan es del todo inocuo, la práctica del Nei Dan entraña ciertos riesgos.

Los tres tesoros del Qi Gong

La energía se manifiesta de tres maneras que los taoístas denominaron como Tres tesoros «San Bao», también llamados Tres orígenes «San Yuan» o Tres fundamentos «San Ben», que para los taoístas forman el origen y raíz de la vida, creando un vínculo que conecta al ser humano con el Universo y que son: el espíritu «Shen», la energía vital «Chi» y la esencia «Jing». El taoísmo utiliza esta teoría para explicar las actividades fisiológicas del ser humano; así considera que el cuerpo es el templo de la vida y que la fuerza de la vida proviene de la energía y es gobernada por el espíritu. «Shen», «Chi» y «Jing» son tres formas de energía diferentes que gobiernan el cuerpo, si existe algún desequilibrio entre ellas, por agotamiento o insuficiencia, se compromete a todo el organismo. Estos tres tesoros antes del nacimiento se encuentran agrupados para después, al nacer, separarse en tres manifestaciones: la esencia «Jing» en el cuerpo, la energía «Chi» en la respiración y el espíritu «Shen» en la mente.

Y es que la regulación del cuerpo implica la comprensión de los métodos encaminados hacia el descubrimiento de la raíz de su cuerpo y de las formas individuales que atañen a la práctica.

La consecución de una mente pacífica, centrada y en calma es la consecuencia de la regulación de la mente. Como consecuencia se pueden calibrar las situaciones con objetividad y conducir la energía Chi hacia los lugares deseados. Así pues, se ha de considerar la mente como el concepto clave en la práctica del Qi Gong.

Es como aprender a respirar correctamente: solo puede hacerse cuando existe plena conjunción con la mente. Para regular correctamente el Chi y controlar su flujo por todo el cuerpo, es preciso tener una mente que funcione con armonía.

No en vano los monjes budistas trataban de templar su espíritu «Shen» y regularlo a través del Qi Gong con el fin de alcanzar la Iluminación. De esta manera podían obtener una perspectiva objetiva y neutral de la vida, algo que les acercaba a la vida contemplativa de Buda. El practicante de Qi Gong trata de elevar su Shen para aumentar su concentración y ganar en vitalidad. De esta manera la salud se ve beneficiada y se frena el proceso del envejecimiento.

Se trata de una antigua forma de cultura china que sirve para entender nuestra compleja naturaleza y su frágil equilibrio. Cuando los tres tesoros se hallan equilibrados, se dice que el cuerpo está en plenitud. El desequilibro en uno de ellos afecta a los otros dos. Entre ellos hay una relación de sustento y de gestión. El cuerpo alimenta la energía, y esta dinamiza el cuerpo. Vamos a ver ahora con mayor detenimiento en qué bases se fundamentan el Jing y el Shen y el Chi.

Jing o esencia

Es la parte material y densa, la fuente de vida. Tiene dos orígenes, el prenatal y el posnatal. El primero viene heredado por los padres y condiciona el modo en que la persona podrá desarrollarse. El segundo, en cambio, es adquirido por medio de los alimentos y se deriva de las partes purificadas de los alimentos ingeridos y añade más vitalidad al Jing prenatal. El Jing de ambos se almacena en los riñones y da lugar a los procesos orgánicos más instintivos.

La síntesis de las funciones del Chi en el organismo:

- Origina y acompaña todo movimiento.
- Protege de las energías perversas externas.
- Transforma los alimentos en otras sustancias como sangre (Xue), lágrimas, orina, etc.
- Transporta lo transformado de los alimentos (diferentes tipos de Chi) hacia donde corresponda.
- Retiene o contiene cada cosa en su sitio: la sangre (Xue) en los vasos, los órganos en sus cavidades… Además, evita la pérdida excesiva de líquidos.
- Calienta el cuerpo.

En el ser humano el Chi emerge del Jing. Según sea su fase de transformación y la función que realiza distinguimos varios tipos de Chi:

Yuan Chi o Chi original: Proviene del cielo anterior, del Jing prenatal (herencia genética). La velocidad a la que se desgasta condiciona la duración de la vida. Depende del cielo posterior (alimentación, estilo de vida) para mantenerse. Contiene el Yuan yin y el Yuan yang, por lo que el Yuan Chi es la base del yin y del yang del organismo. Sus funciones son:

- Dar vigor y activar a todo el cuerpo.
- Relacionarse con las funciones renales y con el Chi del riñón.
- Ayudar en la transformación del Zong Chi en Zhen Chi.
- Ayudar en la producción de sangre (Xue).
- Manifestarse en los puntos Yuan.
- Fluir hacia arriba para ayudar en la respiración.

Gu Chi o Chi de los cereales o Chi de los alimentos: Se trata del producto de la primera transformación que el bazo hace de los alimentos, pero se trata de una Chi que el cuerpo apenas puede utilizar.

Zong Chi o Chi esencial o Chi de reunión o Chi ancestral o Chi torácico: Es la energía que procede de la combinación entre el Gu Chi producido en el bazo y el aire que penetra en el organismo a través de los pulmones. Sus funciones son diversas pero muy importantes todas ellas:

- Alimenta el corazón y los pulmones.
- Intensifica la función de los pulmones al controlar el Chi de la respiración.
- Intensifica la función del corazón de gobernar la sangre Xue y los vasos sanguíneos.
- Controla el habla y potencia la voz.

– Facilita la circulación de la sangre Xue para que llegue a las extremidades.

– Fluye hacia abajo para ayudar a los riñones.

Zhen Chi o Chi verdadero: Se encarga de la última transformación del Chi, se forma en los pulmones. Es la energía que circula por los meridianos (Jing Luo). Zheng Chi se transforma den Ying Chi o Yong Chi y en Wei Chi.

Ying Chi o Yong Chi o Chi nutritivo o Chi alimenticio: Circula mezclado con la sangre a través de los vasos sanguíneos y por los meridianos (Jing Luo). Su función es nutrir a los órganos internos. Esta energía se suele estimular a través de los puntos de acupuntura.

Wei Chi o Chi defensivo: Está controlado por los pulmones y circula en las capas externas del cuerpo, fuera de los meridianos. Sus funciones son:

– Proteger el cuerpo del posible ataque de energías externas no deseadas.

– Ayuda a calentar, humedecer y nutrir la piel y los músculos.

– Regula la apertura y el cierre de los poros.

– Regula el sudor del organismo.

– Regula la temperatura corporal gracias a la sudoración.

El Shen o el espíritu

Shen es la consciencia humana, la fuerza de la personalidad, la capacidad de pensar, formar ideas y saber elegir correctamente. Shen es la vitalidad, la estabilidad de la mente y el espíritu. Una persona que tiene un Shen fuerte suele estar en calma y en paz, es consciente de todo lo que le rodea, se halla centrado y profundamente feliz. Se dice que son personas que tienen un gran corazón.

El Shen gobierna el Chi y éste a su vez controla el Jing. Mientras que la mente controla la energía, el Shen se dedica a controlar el funcionamiento de los órganos vitales. Si hay buena cantidad y calidad de sangre y energía y el cuerpo funciona de manera óptima el Shen florecerá y habrá alegría, estabilidad emocional, conciencia clara, creatividad, armonía y vitalidad.

El cuerpo, la energía y el espíritu forman una unidad indisoluble, así, cualquier tipo de desequilibrio mental repercutirá sobre el sistema energético y, a la larga, el cuerpo físico y cualquier tipo de alteración orgánica influirán en nuestro estado mental.

El Chi o energía vital

Chi es una palabra de origen chino que hace referencia al aliento de vida o energía vital de todos los seres vivos. En Japón se conoce como Ki. El término y la idea de este flujo vital están muy expandidos por todos los países de Oriente y se relaciona siempre con el término vitalidad o energía. En base a esta energía es con la que trabaja la medicina tradicional china, para lograr que el Chi pueda fluir correctamente por todo el organismo.

Según la idea de la medicina tradicional china, el Chi o energía vital está fluyendo constantemente por la Naturaleza. El flujo de energía en ocasiones se estanca o se pierde en nuestro organismo. Cuando esto ocurre, nos aquejan enfermedades físicas y psicológicas. Según estos postulados, el ser humano puede llegar a controlar y utilizar esta energía, haciendo que se distribuya mejor el Chi y que circule por zonas específicas.

Ciertas artes marciales como el Thai Chi o el Aikido concentran esta energía en distintas partes del cuerpo para su utilización, mientras que otras ramas de la cultura oriental, como el Qi Gong o el Reiki sostienen que el Chi puede curar enfermedades y afecciones del organismo, liberando la energía taponada en algún punto del cuerpo. Algunos expertos en Qi Gong sostienen que se puede detectar y manipular directamente el Chi, e incluso hacerlo a distancia.

El Chi circula por nuestro organismo de manera análoga a como lo hace la electricidad, siguiendo unos circuitos bien definidos y que se conocen con el nombre de meridianos.

Según la tradicional oriental existen tres tipos de Chi. Se cree que cuando los tres tipos de juntan, se mezclan con la corriente sanguínea, conformando una sola energía vital que le da vida al organismo:

- **El congénito o energía primordial:** Este aparece en la concepción y le infunde la vida al feto. Es energía pura, pero se va agotando en el transcurso de la vida, pero se puede cultivar y tonificar con una correcta alimentación, teniendo una vida sexual regulada o respirando adecuadamente. También se puede lograr por medio de distintas disciplinas o técnicas orientales.
- **El Chi que se absorbe del aire.**
- **El Chi que se absorbe de la tierra:** Este lo genera el organismo por el proceso de digestión, mediante la ingestión de alimentos y agua.

Son varios los factores que pueden hacer que perdamos esa energía vital, por ejemplo una mala alimentación, el agotamiento físico o intelectual, una enfermedad, etc. Vamos a ver algunas de ellas.

Una mala alimentación

Los estados carenciales pueden afligir a personas desnutridas pero también a las personas que no saben alimentarse o lo hacen con un exceso de calorías. También están las personas que abusan de alimentos refinados o de alimentos poco recomendables, con exceso de grasa o de azúcar.

En lo posible se han de priorizar los alimentos frescos, las frutas y las verduras, los alimentos integrales, la disminución de las carnes y la preferencia por el pescado azul.

El Qi Gong regula buena parte de las funciones del organismo, entre ellas la asimilación y circulación de la energía, por lo que su participación resulta fundamental para reforzar de una manera espontánea la absorción y la consiguiente producción de energía vital. El Chi tiene una influencia indirecta sobre la transformación de las proteínas, los glúcidos, los lípidos y las vitaminas. El aura de una persona se nutre y se purifica gracias a los alimentos que ingerimos, de ahí que sea tan importante priorizar alimentos saludables para el organismo.

«El Qi Gong regula buena parte de las funciones del organismo, entre ellas la asimilación y circulación de la energía.»

El agotamiento y el estrés

Si sometemos al cuerpo a un agotamiento excesivo, laboral, deportivo, estamos acortando la vida, no hay duda de ello.

Muchas personas, tras su trabajo, llegan a casa extenuadas, agotadas, apenas pueden cenar para irse a la cama inmediatamente y descansar para volver a empezar al día siguiente.

La vida en las ciudades, con el humo, la polución, el tránsito y el estrés consiguiente no favorecen esta situación.

El agotamiento intelectual también lleva consigo consecuencias parecidas: preparar unos exámenes con intensidad o unas oposiciones pueden llevar a situaciones extenuantes.

También agotan la energía vital las situaciones violentas, los accidentes, los juicios, las rupturas sentimentales, etc. En el trabajo pueden darse conflictos laborales que pueden desgastar la energía vital.

El Qi Gong no puede resolver los problemas extremos pero sí puede potenciar la energía vital y armonizar el yin y el yang, así como la energía que circula por los meridianos. Este arte milenario chino puede mejorar la capacidad de resistencia de la persona, tanto física como psíquica. Pero aún más notable es su acción sobre la manera de vivir las emociones. Quien practica Qi Gong ve las cosas como si fuera actor de su propia vida, sabe establecer un claro distanciamiento entre sí mismo y sus emociones, considerándolas con una cierta objetividad y hasta con sentido del humor. Lo más importante, en cualquier caso, es saber conservar la disposición interior. Y aprender que ser vulnerable a las emociones es sufrir una insuficiencia energética permanente.

Enfermedades crónicas y excesos sexuales

Tras un periodo de enfermedad le sigue una época de convalecencia. Durante ese tiempo, el cuerpo trata de recuperar la vitalidad mermada durante el curso de la afección. Si la dolencia ha sido importante, el periodo de recuperación también será más largo.

Hay personas que no aceptan bien estos procesos y suelen caer en estados depresivos que merman más su salud y hacen más difícil el restablecimiento. Y aún se hace más grave en casos de enfermedad crónica, cuando la regeneración es apenas perceptible. Es muy importante que en esos casos la persona no se quede sin fuerzas para el combate interior que está manteniendo. Y quien consigue rehacerse a una enfermedad grave suele acusar las secuelas bastante tiempo. La enfermedad puede quedar gravada en la memoria orgánica, a manera de impronta permanente. Esto debe interpretarse como un bloqueo que impide la plena liberación y circulación de la energía vital.

El Qi Gong debe entenderse en estos casos como un instrumento para recuperar la vitalidad después de una afección.

Los chinos entendían que la energía sexual también formaba parte de esa energía vital de la persona. Y en el hombre esa energía sexual se desgastaba como consecuencia de la eyaculación. En cambio, en la mujer la energía se desgastaba durante la menstruación y el ciclo menstrual y por la expulsión de la placenta durante el parto. Y en ambos sexos se produce una merma de energía durante el orgasmo.

Hay una corriente del taoísmo que recomienda espaciar la frecuencia del taoísmo, mientras que otra escuela taoísta aconseja practicar el sexo con la mayor frecuencia posible, de una manera armoniosa y retardando la eyaculación lo máximo posible. En cualquier caso el taoísmo recomienda abstenerse de hacer el amor durante los estados de embriaguez, ya que entonces no se controla la energía y la pérdida puede ser masiva. Conviene, pues, aprender a administrarse modulando la frecuencia de las relaciones.

Según la medicina china, la energía vital está muy relacionada con la energía sexual, que se acumula en los riñones, en el punto conocido como *ming men* en acupuntura, la «puerta de la luz». Esta energía circula habitualmente por meridianos particulares que la llevan al bajo vientre, hacia la zona del perineo, donde se localiza un receptáculo y allí se acumula la energía vital. A esta zona los japoneses le llaman *hara*, el lugar donde se concentra la vitalidad. Esta energía es la base, el origen del yin y el yang del cuerpo, la suma de energía del organismo. Qi Gong utiliza de manera deliberada esas energías puras para absorberlas y concentrarlas.

También la respiración tiene un papel importante en todo ello: la inhalación en yang y la exhalación es yin. En la respiración se produce la fusión de ambas. Al aumentar la energía vital también aumenta la longevidad, porque se regeneran las células y por tanto se retrasa el envejecimiento. Con una mayor energía vital aumentan las defensas del organismo. El Qi Gong se encarga de trabajar como un potente estimulante del sistema inmune, contrarrestando el envejecimiento y potenciando los recursos físicos e intelectuales.

Los sistemas

En China hay más de 100 sistemas de Qi Gong, que se ordenan por la corriente confucionista, taoísta, budista o tibetana; también por las escuelas médica o marcial; en sistemas internos o cerrados y en sistemas estáticos o dinámicos.

El Qi Gong budista, por ejemplo, profundiza en la espiritualidad con el objetivo de alcanzar la Iluminación. Entre las series más destacadas se halla Luohan o los 18 budas cambian los tendones, creada por el monje Bhodidharma en el siglo V dC.

Luohan o los 18 budas cambian los tendones

Los movimientos que componen la forma de Luohan son muy lineales, y se caracterizan por unas fases yin y yang muy marcadas. Tanto las flexiones y extensiones del cuerpo como la contracción y relajación de los músculos hacen que la energía circule por los meridianos a la vez que se construye una estructura corporal fuerte.

En esta forma, el movimiento dirige la respiración y la mente. En su práctica se van alternando movimientos de estiramiento y apertura con otros de relajación muscular y articular. Los primeros facilitan la entrada de forma pasiva del aire en los pulmones (fase yang), y los segundos dan lugar a la salida pasiva del aire (fase yin).

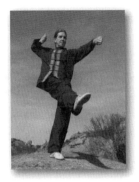

El Qi Gong confucionista destaca el cultivo del Chi para despertar los valores morales y alcanzar la armonía social y política. Una de sus posturas más destacadas es Zuo Wang o, lo que es lo mismo, «sentado y olvido», que se realiza a través de la relajación del cuerpo y la mente por medio de la respiración abdominal.

La taoísta es la escuela más antigua y está inspirada en el pensamiento de Lao Tsé, y su práctica se basa en la búsqueda de la salud, la longevidad y la inmortalidad del espíritu mediante un proceso de alquimia interna. La órbita microcósmica es uno de sus ejercicios más conocidos, y sirve para ascender el Chi por el vaso gobernador (du mai) y descender por el vaso de la concepción (ren mai).

El Qi Gong marcial tiene su base en el fortalecimiento del cuerpo para desarrollar las capacidades más óptimas para el combate. Sus trabajos principales son el Qi Gong Shaolín y el Puño de la mente.

Casi todos los ejercicios se subdividen en tres clases:

- **Ejercicios estáticos:** El cuerpo aparentemente no se mueve. Se trabaja con posiciones en que la acción de la gravedad nos ayudará a reajustar y alinear partes del cuerpo para facilitar el flujo de Chi. En estos ejercicios el componente mental o meditativo es muy importante.

- **Zuo Wang:** O sea, sentarse y olvidar. Se trata de sentarse y tratar de vaciar la mente de pensamientos y emociones con el fin de que surja un conciencia inmediata y no racional. Como dice Zhuang Zi: «La mente en calma del sabio es un espejo donde se reflejan el cielo y la tierra, es el reflejo de todas la cosas». Cuando la persona olvida sus pensamientos puede llegar a olvidar su propia identidad y aparece entonces su naturaleza original. En definitiva se trata de practicar la meditación taoísta, cuyos principales beneficios son la reducción del estrés y de la tensión, liberar la mente de preocupaciones y proporcionar serenidad y claridad de ideas. La meditación permite centrarse en el ahora, en la más absoluta inmediatez, con el fin de disolver cualquier sentimiento de culpabilidad procedente del pasado.

- **Da Zhou Tian:** Además de emplear la conciencia mental y la respiración, se utiliza un movimiento corporal que induce la energía vital a través de un recorrido llamado Da Zhou Tian. El Chi se induce desde el dan tian hasta un punto del perineo, donde se bifurca y empieza a descender por las piernas y llega a la punta de los pies. Luego, sube por la columna vertebral hasta llegar a los hombros y los omoplatos. De ahí se bifurca a través de los brazos y retorna al dan tian inferior. De esta manera, el Chi circula por los 12 meridianos principales.

– **Xiao Zhou Tian:** Esta práctica está especialmente indi-
cada para prevenir y atenuar patologías de carácter congénito o hereditario. Lo que trata de hacer es drenar los 8
canales o meridianos extraordinarios con el fin de encau-
zar la energía vital original. Se parte de una postura sentado, con los rodillas dobladas en ángulo recto, la columna
vertebral bien recta y las palmas de las manos sobre los
muslos. Se relajan los hombros. También se puede realizar sentado en el suelo, con las piernas cruzadas y los
pies debajo de los muslos, con la planta hacia fuera. Las
manos se colocan en el abdomen: el pulgar de la mano
derecha presiona el ziwen, la arruga que une la palma y
el dedo anular de la mano izquierda, las puntas de los
dedos pulgar y corazón de la mano izquierda se tocan.
Es mejor sentarse en un cojín con el fin de mantener las
caderas relajadas. Durante la inspiración, el Chi sube y
en la espiración el Chi baja. Para ello la lengua descansa
en el paladar y se mantiene el esfínter contraído durante
la inspiración, de manera que se pueda crear un circuito
cerrado y estanco. El Chi se acumulará en el dan tian,
poniéndose en circulación de manera espontánea.

– **San Ti Shi:** En esta postura se debe alinear el índice de
la mano avanzada con la punta de la nariz y la punta del
pie adelantado. Además, se trabaja la contracción estática de los músculos de los brazos y se mantienen los ojos
bien abiertos.

– **Yi Quan:** Las posturas estáticas de Yi Quan requieren de
un gran esfuerzo físico pero son acumuladoras de buena
parte de la energía Chi. Por eso es recomendable empezar con sesiones de cinco minutos e ir alargándolas pro-
gresivamente hasta llegar a la comodidad postural. En el
Yi Quan existe la conocida como La lanza y el escudo,

donde se trabaja la contracción estática de los músculos del brazo derecho que forman un arco para atacar o bien para defenderse. Otras maniobras conocidas son El tigre salta frontalmente, Sostener el bebé o Empujar el molino.

– **Zhan Zhuang:** Se trata de un método que refuerza la unidad psicofísica y que prima el control de la respiración y de la mente, sincronizando ambas con el fin de conseguir una cierta sensación de paz interior, calma y serenidad. El grupo de músculos diafragmáticos se contrae y se distiende en un suave masaje de la zona renal, estimulando los riñones. Una de las posturas más conocidas es la de Los 5 ladrones: los pies se sitúan en paralelo y se separan a la misma distancia que las caderas, las rodillas se flexionan, la pelvis bascula hacia delante, el mentón se retrae ligeramente y la cabeza se mantiene como suspendida con un hilo. Los brazos se elevan a la altura del pecho como si se abrazara a un árbol, los dedos de las manos se apuntan entre ellos y los pulgares hacia el cielo mientras la lengua descansa en el paladar. Es una postura de equilibrio emocional.

– **Song Jing Zhu Ji Fa:** O descubrir la calma y la relajación para fortalecer la salud. Este método regula el cuerpo, la respiración y la mente para crear un estado de relajación y armonía. Este método regula las funciones cardiorrespiratorias y digestivas. También mejora la capacidad de atención, la concentración y el aprendizaje. Está indicado para las personas que sufren de hipertensión arterial, migrañas e insomnio. La postura puede ser tumbado en la cama, siguiendo las pautas de la respiración abdominal.

– **Tu Na Ting Bi Xi Tiao Fa:** Es un trabajo específico que sirve para nutrir el interior. El método trata de equilibrar la energía mediante la respiración específica y fortalece los músculos para regular la influencia del Chi. El objetivo es crear un estado para calmar la mente, alinear el flujo de Chi, equilibrar el yin y el yang y armonizar la sangre con fin de que se regulen la energía en los órganos internos y en la red de meridianos.

- **Ejercicios dinámicos:** Aquí el movimiento es evidente. Activan articulaciones, estiran tendones y músculos y mejoran el equilibrio y la coordinación.

- **Ba Duan Jin:** Esta secuencia de ejercicios son conocidos como Los 8 brocados, de la que se habla en el capítulo siguiente.

- **Wu Qin Xi o Los 5 animales.** Creados por el doctor taoísta Hua To, éste se inspiró en las cualidades motrices y en el comportamiento del tigre, el ciervo, el oso, el mono y el pájaro, para crear una serie de ejercicios que se correspondiesen y actuasen sobre cada uno de los cinco órganos y sobre el ámbito físico, emocional y mental de la persona. Cada uno de los cinco órganos principales se identifica con uno de los movimientos o comportamientos básicos de la energía (madera, fuego, tierra, metal y agua). Y es que los órganos principales regulan el organismo y albergan todo tipo de comportamiento energético: emociones, facultades mentales, niveles de conciencia o rasgos de personalidad. Cuando la energía de un órgano sufre una disfunción es cuando surgen problemas de salud, físicos, emocionales o mentales. Pulmones y riñones están asociados con tristeza, melancolía, miedo y terror. Al bazo se le asigna una facultad intelectiva, el corazón se relaciona con la euforia y el hígado con la ira.

La cualidad del tigre es su fuerza. Se caracteriza por su mirada con mucha concentración y su caminar sigiloso. Los riñones almacenan la esencia y controlan la reproducción, el crecimiento y el desarrollo. Su víscera asociada es la vejiga, que almacena la orina y controla la excreción. Cuando la energía renal está equilibrada, se genera una gran confianza en las propias capacidades y se desarrolla una gran fuerza de voluntad.

El ciervo tiene un comportamiento tranquilo y contemplativo y se relaciona con el hígado. Este órgano almacena la sangre y regula la circulación y distribución del Chi. Los ataques de ira dañan el hígado y provocan una tendencia a la irascibilidad. El equilibrio de la energía en esta zona produce amabilidad, mientras que una carencia produce agresividad, migrañas, mareos y confusiones. Como el hígado está relacionado con la visión, favorece la memoria visual, la fantasía y la imaginación.

El oso tiene como cualidades la estabilidad y el aplomo. Su espíritu es firme y seguro. Se relaciona con el bazo y el páncreas, regulando la transformación de la energía vital. El desequilibrio de la energía acrecienta la intolerancia y la falta de relaciones con los demás, además de privar al cuerpo de la energía vital nutritiva, perjudicando la digestión y acarreando, como consecuencia, la fatiga y el letargo.

El mono es hábil, flexible y rápido en todos sus movimientos. Se identifica con el órgano del corazón, con un comportamiento radiante y expansivo que suele propagarse con rapidez. El corazón regula la sangre y controla los vasos sanguíneos. El equilibrio en esta área induce a estados de serenidad y generosidad. Y, si sufre un desequilibrio, pasa a un estado de euforia, agitación o alegría desmesurada, pudiendo llegar al fanatismo.

El pájaro tiene la capacidad de volar, de moverse en cualquier dirección, da idea de libertad. Se relaciona con los pulmones y, por tanto, con la regulación del Chi, la respiración y el tránsito de agua en el cuerpo. Un comportamiento equilibrado es una muestra de dignidad y honorabilidad.

- **Liu Zi Jue o los 6 sonidos curativos:** La resonancia de un sonido pone en comunicación y relación realidades muy distintas, ya sean materiales, energéticas o espirituales. Y es que la resonancia tiene la capacidad de ejercer un efecto terapéutico en nuestro organismo. La resonancia, para los orientales, es el vehículo de interacción entre el macrocosmos y el microcosmos. La reciprocidad entre ellos comporta la posibilidad de invertir los polos de actividad y receptividad entre cosmos y hombre. El taoísmo sostiene que la resonancia no es más que la comunión del individuo con las fuerzas de la madre naturaleza.

«La resonancia mórfica es un principio de memoria en la naturaleza. Todo lo similar dentro de un sistema auto organizado será influido por todo lo que ha sucedido en el pasado, y todo lo que suceda en el futuro en un sistema similar será influido por lo que sucede en el presente. Es una memoria en la naturaleza basada en la similitud, y se aplica a átomos, moléculas, cristales, organismos vivos, animales, plantas, cerebros, sociedades y, también, planetas y galaxias. Así que es un principio de memoria y hábito en la naturaleza.»

Rupert Sheldrake

En cambio, en Occidente, la resonancia es la capacidad que tiene una vibración de llegar más allá de los límites del vehículo material. Se produce a través de las ondas vibratorias y provoca una oscilación igual en otro cuerpo. Cuando un cuerpo que vibra se pone en contacto con otro, el segundo cuerpo se ve forzado a vibrar con la misma frecuencia que el original. La característica más destacable es que la frecuencia es la equivalente al Do, el más natural de todos los sonidos, que gravita sobre sí mismo e irradia tranquilidad. La intensidad o volumen del sonido es suave, ni floja ni débil.

La postura ideal es la de estar sentado, con la columna recta, de manera que forme con los muslos un ángulo de 90°. Las palmas de las manos se dejan sobre los muslos, se relajan los hombros, se hunde el pecho y se entornan los ojos. La lengua debe mantenerse apoyada en el paladar.

Hay que centrar la atención en la respiración, que se debe realizar siempre por la nariz, con un ritmo lento y uniforme. Al relajarse, se toma conciencia de la inspiración, el abdomen se relaja y se expande y en la espiración se contrae. Cuando se relajan los músculos abdominales, el diafragma tiene más espacio para moverse hacia abajo, por lo que aumenta la capacidad pulmonar, obteniendo más oxígeno y más energía. Con ello ya se pueden practicar los 6 sonidos curativos.

❖ **Fonación y movimientos del hígado:** Se inspira lentamente por la nariz, relajando el bajo abdomen. Pero al espirar se emite el sonido «Shiiiii» y se toma conciencia del órgano hígado. El movimiento es una rotación del tronco que gira para extender el brazo hacia un lado y el otro.

❖ **Fonación y movimiento del corazón:** Se inspira lentamente por la nariz y luego se espira emitiendo el sonido «Ja». Se unen las manos en subida con la intención de coger agua, desde el estómago hasta la boca, después se abren los brazos y se vuelven a bajar.

❖ **Fonación y movimientos del bazo:** Inspirar lentamente por la nariz, espirar y emitir el sonido «Ju», tomando conciencia del órgano en cuestión. Siguiendo la respiración y la fonación se realizan los movimientos, acercando y alejando los brazos y manos a la zona abdominal.

❖ **Fonación y movimiento de los pulmones:** Inspirar lentamente por la nariz, espirar emitiendo el sonido «Tzeeee». Tomar conciencia de los pulmones a la vez que se estiran los brazos, se levantan de manera paralela al tronco, se apoyan a la altura de las axilas, se abre el pecho y se empuja hacia delante con las palmas abiertas.

❖ **Fonación y movimientos de los riñones:** Se inspira lentamente por la nariz, luego se espira emitiendo al mismo tiempo el sonido «Chueee». Los movimientos consisten en masajear la zona renal y sus meridianos.

❖ **Fonación y movimientos del Triple calentador:** Se inspira elevando al mismo tiempo las manos y los brazos. Cuando las palmas y los antebrazos llegan al pecho, se abren hacia fuera. Luego, se bajan los antebrazos y las manos por el centro del cuerpo, y se emite el sonido «Siiiii».

– **Yi Jin Jing:** Los movimientos de este sistema actúan sobre las fascias y el tejido conectivo de todo el organismo, que forma un soporte donde se moviliza el Chi. Cada movimiento representa una serie de interacciones que implican una coordinación nerviosa, muscular y cinética. Con la primera se activa el sistema nervioso, con la muscular se contraen y distienden las fibras de la masa muscular mientras que la coordinación cinética significa la combinación espacial y temporal de todas las partes del cuerpo. El sistema se concibe como un todo en el que el trabajo básico es el encadenamiento muscular, que se debe sostener entre 3 y 5 segundos. Al activar las cadenas musculares, se estimulan los meridianos principales y aumenta la distribución del Chi. Los ejercicios de fuerza isométrica refuerzan las paredes del corazón ya que este órgano se ve obligado a bombear más sangre. En cambio, las posturas de torsión hacen que la sangre oxigenada fluya hacia los órganos internos y se active la médula ósea. Uno de los objetivos prioritarios de este sistema es el trabajo sobre toda la columna vertebral: los ejercicios propuestos tratan de activar la extensión, flexión y torsión de las vértebras. La respiración es abdominal invertida, mientras que la espiración coincide con el encadenamiento muscular, la torsión o la fuerza isométrica. Son ejercicios conocidos como Wei Tuo muestra una ofrenda, Estirar a 9 bueyes por la cola o Extender las palmas de la mano como la grulla blanca cuando despliega sus alas.

- **Zhang Gong:** Los ejercicios con bastón siguen los principios del yin y del yang y sirven para preservar la salud mediante una serie de movimientos. La mente y la conciencia traspasa el cuerpo y la energía fluye hasta el bastón que se polariza yin y yang en sus extremos. Se debe entender el bastón como una extensión de los brazos. Los movimientos del bastón son continuos y curvos sin interrupciones ni ángulos e incluyen círculos verticales y horizontales, movimientos hacia delante y atrás, arriba y abajo, a derecha e izquierda. Al subir el bastón, las piernas se flexionan y se hunde el Chi en el dan tian. En cambio, cuando baja el bastón, las piernas se estiran y el Chi asciende en un ciclo sin fin. Es decir, la forma trabaja las 8 direcciones del Bagua, actuando la cintura como pivote, conectando y dirigiendo todas las partes del cuerpo a través de la columna vertebral.

- **Da Wu:** Se trata de una gran danza chamánica de la que se encuentran sus primeras muestras en el libro *Lu Shi* escrito por Luo Mi entre los años 1131 y 1189: «En tiempos del gobernador Yinkang, las zanjas no estaban drenadas y el agua no fluía. Todo era húmedo y tenebroso, el aire estaba cargado y enrarecido y muchas personas sufrían de mala circulación, rigidez muscular y pies hinchados. Entonces el gobernador Yinkang ordenó a todas las personas danzar para movilizar la energía y abrir todas las articulaciones. La danza se realizaba en beneficio de todos y fue llamada Da Wu». Es una rutina de 8 ejercicios basado en esas danzas primitivas, que tienen ciertas connotaciones rituales y su finalidad es el libre fluir de la energía por todo el organismo.

- **Wudang Qigong:** Los movimientos de este sistema son circulares y ondulantes, en flujo continuo. Expresan ciertos aspectos de la naturaleza, son alegorías de la montaña y el cielo y ciertas representaciones de animales como el tigre, las grullas o las golondrinas.

- **Wu Xing:** La Naturaleza se mueve a través de 5 comportamientos básicos denominados los 5 elementos o fases. Tales elementos son la madera, el fuego, la tierra, el metal y el agua. Estos movimientos de la energía se suceden para formar fenómenos de la naturaleza. El ciclo cosmológico de los 5 elementos sirve, además, para tonificar los cinco principales órganos internos. Este ciclo cosmológico enfatiza la idea de que la Tierra es el centro de la circulación del Chi, que circula de un elemento a otro a través de ella. El fuego y el agua representarían el yin y el yang por su situación en los extremos del eje vertical. Dado que agua es yin, equilibra el fuego que es yang. La Tierra representa el hombre, y el eje vertical la relación entre Jing, Chi y Shen, que se relacionan con Agua, Tierra y Fuego.

– Los ejercicios de este sistema son sencillos y armoniosos: en cada uno la mente induce la energía a seguir su propio camino, a partir de un movimiento corporal lento y armonioso donde se activan las llamadas «puertas del trabajo», es decir, los puntos energéticos de las manos.

– La dinámica Tierra es un movimiento uniforme, periódico y estable. Es el centro y el arraigo, y destaca por sus cualidades de firmeza y estabilidad. Uno de los ejercicios es el que surge de la posición Wuqi. Se separan las piernas a la misma distancia que tienen los hombros, se abren los pies hacia fuera para favorecer la estabilidad. El cuerpo, erguido, con los hombros bajos y nivelados y una ligera apertura axilar. Se debe mantener unos instantes la respiración abdominal. Al inspirar se elevan los brazos de forma suave pero firme; al espirar se flexionan las rodillas y se descienden los brazos a la altura del abdomen, formando un círculo alrededor. Así, se activa el Chi, se acumula y se almacena.

El comportamiento metal es de carácter centrípeto, tiende hacia el interior, es fresco y lento y se relaciona con el otoño. La energía surge de las palmas de las manos, donde se comprime y condensa.

La dinámica del agua es fría, lenta y oscura y tiende siempre a descender. Se relaciona con el invierno y reproduce el descenso de la energía.

La madera tiene un movimiento centrífugo, de expansión, crecimiento y desarrollo. Su dinámica es templada y rápida. Se relaciona con la primavera. La mente se focaliza en la trayectoria ascendente de las manos, que dibujan un círculo.

El movimiento energético fuego es ascendente, es rápido y se inflama. Se trata de un movimiento ascendente, las manos suben y bajan.

- **Shibashi:** Se trata de un sistema de Qi Gong que engloba seis formas que se distinguen por la fluidez y la armonía. Su creador, Lin Hou Sheng, utilizaba distintas técnicas como anestesia para las intervenciones quirúrgicas. Al poco de seguir la serie de ejercicios determinados para este sistema se consigue armonizar los órganos internos y la fluencia del Chi en los doce meridianos principales. Cuando se consigue la relajación del cuerpo y la mente mejoran, las funciones de los sistemas nerviosos, respiratorio, digestivo y cardiocirculatorio, con el in último de estabilizar el control de las emociones y optimizar las facultades mentales.

- **Yi Jin Xing Qi Fa:** Este sistema está orientado a fortalecer los músculos y regular la fluencia del Chi. Este sistema engloba métodos de Qi Gong estáticos y dinámicos. Su rutina aplica en una primera serie de ejercicios la técnica de respiración yin para movilizar esta energía en los pulmones, el corazón, el bazo, el hígado y en los riñones. La segunda serie de ejercicios aplican la técnica de respiración yang en el intestino grueso, el delgado, el estómago, la vesícula biliar y la vejiga. El método se basa en regular el cuerpo, la respiración y mente, con ejercicios que siguen los principios yin y yang.

- **Xing Qi Yan Shou Fa:** O, lo que es lo mismo, armonizar la fluencia del Chi para alcanzar la inmortalidad. Este método de doce movimientos está enfocado en equilibrar la energía de los órganos internos. La rutina aplica los seis primeros ejercicios de respiración yin, mientras que la segunda serie de ejercicios aplica la respiración yang.

Los movimientos siguen un flujo continuo, coincidiendo las pausas con las apneas.

- **Nu Zi Gong:** Su misión es nutrir el interior. Englobando métodos dinámicos trata de equilibrar la energía yin femenina, con el fin de que la mujer pueda vivir con plenitud y naturalidad todas sus etapas, desde la monarquía hasta la menopausia. Una niña suele fortalecer su Chi a partir de los siete años de edad, cuando cambia la dentición y le crece el cabello. A los 14 años su caudal de energía yin es abundante en el canal ren mai y aparece la primera menstruación. De los 21 a los 28 años coincide con su época de madurez y plena fecundidad. A los 35 su bazo empieza a trabajar más lento, por lo que el Chi y la sangre empiezan a disminuir. A los 49 se detienen las descargas de sangre en el útero para conservar los recursos y para retrasar el proceso de envejecimiento: la mujer mantiene su energía y vitalidad, rejuveneciendo y reviviendo una segunda juventud. Los ejercicios de este sistema trabajan la secreción hormonal, de cara a regular el sistema endocrino y favorecer la fluencia de energía. También se trabaja el abdomen para acumular e incrementar la energía y la sangre, fusionar y armonizar las energías de agua y fuego y activar el útero. Del mismo modo, se trabajan los riñones con el fin de tonificarlo y activar la producción de energía y sangre y favorecer la producción de esencia. La rutina de ejercicios se puede realizar de pie o sentado en una silla y tiene como fin conservar la salud y plenitud de las mujeres, desde la adolescencia a la tercera edad.

- **Jing Zhui Gong:** Es el sistema que refuerza las cervicales a partir de un trabajo para nutrir el interior. El sistema engloba métodos dinámicos y estáticos y trata, en definitiva, de combatir las malas posturas, el estrés y la tensión nerviosa que pueden dañar e inflamar las articulaciones. Este método está orientado a flexibilizar y fortalecer la columna vertebral, activar el flujo energético de todos los meridianos que circulan por esta área y prevenir el dolor.

– **Shou Gong:** Es el Qi Gong de las manos, una serie de ejercicios que tienen como objetivo la movilidad articular a partir de la realización de ciertos estiramientos. Está especialmente indicado para aquellas personas que padecen estrés y ansiedad, ya que aportan al practicante el equilibrio emocional y la calma mental necesarios. Suelen practicarlo aquellas personas que padecen artritis o mantienen una tensión continuada en las manos. Para la medicina tradicional china las puntas de los dedos tienen seis meridianos energéticos que, o bien empiezan o bien acaban en esta zona. Con esta terapia de Qi Gong se activan determinados estados emocionales o mentales, así, puede cambiar el estado de ánimo de una persona. El ejercicio consiste en lo siguiente: Primero hay que frotar las manos, palmas y dorsos durante unos minutos hasta que entren en calor y la circulación sanguínea se movilice; a continuación se abren y estiran los dedos y se relajan para que aumente la circulación de energía y sangre en las manos. Con la flexión, extensión y abducción de las muñecas incrementa el rango de movilidad cada parte de las manos.

– **Yan Jing Cao:** Es el sistema que relaja y tonifica los músculos del área ocular, mejorando la circulación sanguínea y equilibrando el sistema nervioso central y los nervios ópticos. Por tanto, su misión es regular y optimizar las funciones visuales, atenuando cuestiones como la mio-

Léonard Boulic

pía, el astigmatismo o la vista cansada. Está indicado para aquellas personas que fijan la mirada durante muchas horas en libros o en pantallas de ordenador. El método está formado por cinco rutinas:

❖ **Palmeo, relajación y parpadeo:** Se frotan las manos en primer lugar para que entren en calor y se colocan ahuecadas sobre los ojos cerrados. Las bases de las palmas se apoyan en las mejillas y los dedos están en contacto con la frente. La respiración debe ser lenta, profunda y abdominal. Cuando se percibe una gran oscuridad significa que está aumentando la circulación sanguínea y por tanto la energética.

❖ **Ejercicios para tonificar los músculos oculomotores:** Estos movimientos tienen como finalidad la tonificación de los seis músculos que tienen como objetivo mover el globo ocular. Al inspirar la dirección de los ojos apunta bien hacia arriba, abajo, a la derecha o a la izquierda. Al espirar se mira al horizonte y se relajan los músculos oculares.

❖ **Ejercicios para tonificar los músculos de los párpados:** Son unos ejercicios que equilibran la energía y tonifican los músculos. Al inspirar, por ejemplo, se abren los ojos como platos, mientras que al espirar se mira al horizonte y se relajan los músculos.

❖ **Enfoque y acomodación:** Es la capacidad que tiene el ojo para enfocar objetos situados a ciertas distancias. Es una función que realiza el cristalino por medio de los músculos ciliares, que se contraen o relajan para variar dicho enfoque. Con el paso de los años esta capacidad se desvirtúa y se va perdiendo, por lo que aparece la llamada presbicia o vista cansada.

❖ **Automasaje tuina:** Durante el masaje los ojos se mantienen cerrados y relajados. Se debe realizar en los dos ojos a la vez, utilizando una o dos manos hasta que el punto masajeado entra en calor. Se utiliza la punta de los dedos pulgares para masajear, aplicando un movimiento circular, mientras el resto de dedos descansan relajadamente encima de la frente.

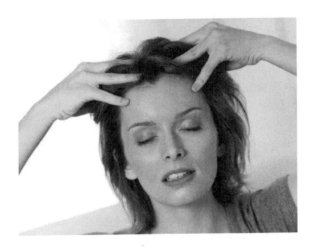

Automasaje tuina

El masaje tuina o masaje integral chino es un conjunto de técnicas manuales de y manipulaciones tradicionales muy eficaces de la medicina clásica china. Surgió en China en el año 206 aC y etimológicamente nos revela el concepto de *tui* que significa «empujar» y *na* «agarrar». En la antigüedad fue conocido como AnMo (presionar – friccionar).

Léonard Boulic

Aparece representado primero en huesos oraculares de la dinastía Shang, luego en uno de los primeros tratados de medicina redactado por Zhang Zhong Jing durante la dinastía Han y es declarado como disciplina médica por el colegio médico Imperial a partir de siglo VI de nuestra era. Basado en la misma teoría de los meridianos de la acupuntura, el masaje tuina y las manipulaciones asociadas tienen como objetivo restablecer la armonía y el libre flujo de la energía (Chi) y de la sangre (Xue) en la red de canales, y ayuda a la recuperación tanto de trastornos superficiales como profundos.

- **Hua Shan:** Este método es también conocido como el Qi Qong rejuvenecedor y fue transmitido durante generaciones por los monjes budistas. El sistema trata de refinar la esencia y hacer circular el Chi, trabajando el dan tian inferior y activando los riñones y el aparato reproductor. El método trata de llegar a la calma, no forzar y seguir un flujo continuo, suave y lento de movimientos circulares. Algunos de los nombres de los ejercicios son: Abrir las tres puertas, La cumbre suprema, La tortuga esconde la cabeza, El dragón nada, La rana salta, etc.

- **Zhineng**: Consiste en cultivar la energía inteligente para conservar la salud y prevenir enfermedades degenerativas, además de desarrollar la inteligencia y afinar las facultades mentales. Su objetivo es conectar la energía del cuerpo interno con la energía del mundo exterior para formar una totalidad integrada y coherente: hombre y naturaleza, interior y exterior. Mediante la inducción mental y una serie de movimientos de extensión del Chi interno, éste se libera hacia el exterior conectándose con el mundo. Así, se produce un campo de energía que se va moviendo hacia el interior del cuerpo.

4. Abrazar el árbol y las 8 piezas del brocado

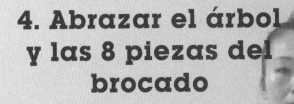

Todas las escuelas de Qi Gong han adoptado la práctica de la postura de «abrazar el árbol»: es lo que hace que una persona puede llegar a elevarse espiritualmente.

La finalidad que se busca es la de captar la energía de la tierra, de ahí la ligera flexión de rodillas que propone. Pero también se intenta captar la energía del cielo, por eso la cabeza se estira a partir de la nuca como si estuviese en suspensión. También se pretende saturar de energía el dan tian, motivo por el cual abrimos el ming men suprimiendo la curvatura del raquis lumbar.

Además, también tiene como finalidad activar la circulación de la energía por los meridianos principales: de ahí que se traten de abrir los brazos y separar los omóplatos para abrir la séptima vértebra cervical a los meridianos yang que se cruzan en un punto situado justamente debajo de ella. También se trata de abrir el pecho y vaciar así las axilas para que la energía yin salga del tórax hacia los dedos.

Por último, hay que intensificar la energía vital Jing a través de los meridianos du mai y ren mai. A tal efecto la lengua se mantiene en contacto con el paladar.

La postura inicial de partida pasa por situarse de pie y:

- Mantener las piernas estiradas pero no rígidas.
- El peso del cuerpo debe repartirse armoniosamente sobre toda la superficie plantar de los pies.

Léonard Boulic

- La columna vertebral debe estar bien recta, con las lumbares alineadas con el sacro.

- La cima del cráneo ha de parecer que quiera desplazarse hacia arriba.

- El peso del cuerpo ha de recaer sobre el dan tian, relajando completamente la espalda y, sobre todo, la región lumbar.

- Los brazos están distendidos desde los hombros hasta la punta de los dedos.

- La vista no se dirige hacia nada en concreto, los ojos permanecen semicerrados, como si un velo invisible los cubriera.

- La mirada interior de dirige hacia el dan tian.

- En la persona debe instalarse la «sonrisa interior», cobrando consciencia en todo momento de las oscilaciones del cuerpo sobre la planta de los pies, que van a la derecha, la izquierda, adelante y atrás.

- Buscar en todo momento la inmovilidad y la ausencia casi total de oscilaciones.

La respiración se realiza con el vientre, con el bajo vientre que se dilata al inhalar y se contrae al exhalar. Debe prolongarse cada vez más sin aumentar la amplitud, que debe ser siempre silenciosa y sutil.

Esta postura inicial es también el punto de partida del trabajo estático del Qi Gong, y representa la primera postura de arraigo de la energía. Cuando la respiración se prolonga y se consigue la inmovilidad mientras se mantiene la concentración sobre el dan tian, se manifiestan las sensaciones de acumulación de energía y de calor en esta importante región.

La postura debe mantenerse entre cinco y quince minutos con el fin de conseguirse el arraigo de la energía. Si una persona se halla físicamente débil o padece distracciones o falta de concentración debe empezar con la postura inicial y permanecer en ella durante un tiempo antes de proseguir adelante en el aprendizaje de la postura de abrazar el árbol.

Los beneficios de esta postura son muchos. Por ejemplo, los ligamentos, tendones y demás partes del organismo se hallan en ligera tensión por que se refuerzan los fascia y se favorece la circulación del líquido cefalorraquídeo. Dicho líquido circula por los fascia y vierte al sistema linfático, nutriendo las articulaciones, los cartílagos y las células. El efecto de bombeo craneo-sacral activa también la producción de líquido cefalorraquídeo. Con esta postura, las líneas de gravedad del cuerpo quedan perfectamente verticales, lo que equilibra y desarrolla la toma de conciencia del propio esquema corporal.

Beneficios de «abrazar el árbol»

Los beneficios de esta postura han sido mesurados en numerosas investigaciones y publicados en revistas especializadas:

- Mejora la inmunidad humoral y celular.
- Se previenen los accidentes vasculares cerebrales.
- Se alivian los trastornos del sueño, de la ansiedad y de los factores psicológicos del envejecimiento.
- Se produce un aumento de la capacidad intelectual, se mejora la memoria y la facultad de atención.
- Mejora la agudeza visual, previene la fatiga ocular al estimular la circulación de la sangre en la región, nutriendo el nervio y relajando la musculatura ciliar atenuando las miopías.

- Suprime la fatiga en general.
- Se produce un aumento de la temperatura en las manos, indicando la presencia de la energía útil para sanar incluso las sorderas y ciertos tumores.
- Se produce una mejora de las dolencias crónicas del sistema digestivo, como gastritis, hepatitis, cirrosis, etc.
- También se produce una mejoría notable de muchas otras afecciones crónicas como la hipertensión, la neurastenia, la anemia, la artrosis, bronquitis, asma, etc.

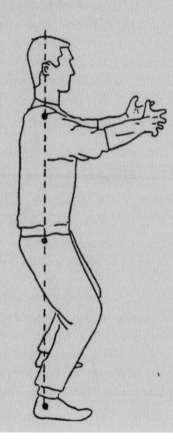

Los movimientos

Abrazar el árbol es un ejercicio muy apreciado por su gran poder sobre la mente, el cuerpo y el espíritu. Se puede utilizar incluso durante los episodios de meditación.

Separación de los pies

La separación de los pies dará estabilidad a la postura y favorecerá el contacto con la tierra.

En primer lugar hay que flexionar ligeramente las rodillas y cargar el peso del cuerpo sobre el pie derecho.

A continuación sacar el pie izquierdo hacia el exterior deslizándolo poco a poco sobre el suelo, al tiempo que el eje vertical de equilibrio se mantiene sobre el pie derecho.

Alcanzada una separación igual a la anchura de los hombros, apoyar el pie izquierdo en el suelo, paralelo al pie derecho. Luego, repartir el peso del cuerpo entre ambos pies por igual y elevarse sobre las rodillas.

Vaciar la planta de los pies

Durante este ejercicio, la planta del pie reposa enteramente en el suelo, recibiendo de manera uniforme el peso del cuerpo.

El peso del cuerpo puede desplazarse un tanto hacia la parte anterior del pie, sobre yong quan, pero los bordes internos y externos así como la planta del pie deben recibir la misma presión.

Se flexionan ligeramente los dedos de los pies como si se quisiera con ellos agarrar el suelo; de esta manera se vacía el yong quan, porque se produce una ínfima incurvación de la bóveda plantar.

A esta práctica se le denomina «vaciar el yong quan» como si este punto hiciese de ventosa para aspirar la energía de la tierra.

Yong quan

Yong quan es un punto situado en la planta de nuestros pies, por el que nos conectamos con el Chi de la Tierra y, a través de ella, con los demás seres que habitan este planeta. Son los labios con los que nuestros pies besan la tierra al caminar.

Yong se traduce del chino como «chorro» y quan, como «fuente». Podríamos traducir yong quan como «pozo burbujeante», «fuente emergente» o «manantial». También se le señala como el lugar donde el agua emerge de la tierra, por ser el terminal del meridiano del riñón.

Este manantial, punto de conexión con el Chi de la Tierra, se encuentra en el centro de la planta de nuestros pies, cerca de la base del dedo pulgar, como a un tercio de la distancia entre los dedos y el talón de nuestro pie.

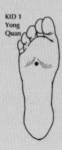

KID 1
Yong
Quan

Flexión de rodillas

Al flexionar las rodillas se obtiene el arraigo o toma de contacto con la tierra, cuya energía hay que tratar de captar. Con esa flexión se trabaja la parte inferior del cuerpo, sobre todo los muslos y la musculatura subumbilical. Así, se refuerza la resistencia suficiente para mantener las rodillas flexionadas el tiempo suficiente para que no se produzca temblor.

No es una práctica fácil, pero con el tiempo se consigue el trabajo sin esfuerzo. Si se notan las rodillas fatigadas, estas no deben estirarse. Es mejor abandonar el ejercicio antes de que pueda ocasionar cualquier daño. A veces conviene revisar la postura visualmente, por si se han estirado las rodillas sin percatarse.

Los taoístas sostienen que se empieza a envejecer por las piernas: cuando no se camina firmemente y aparecen los temblores es indicativo de que hay escasez de fuerzas y falta de estabilidad. Esa falta de estabilidad se inicia primero al caminar, luego en la deambulación corriente y después al subir o bajar escaleras. Los médicos chinos sostienen que la debilidad de los piernas provienen de una disminución de la energía de los riñones, ya que éstos rigen los huesos y la médula ósea. La falta de vigor se traduce en la energía esencial o vital, cuyo agotamiento conduce a la senilidad y la decrepitud. Al practicar con la postura del árbol y perseverando en ello se retrasa el proceso de envejecimiento.

Para medir con exactitud la flexión hay que colocarse de cara a una pared, rozándola con la punta de los pies: enton-

Léonard Boulic

ces se flexionan las rodillas sin elevar las nalgas hasta que las rodillas rocen la pared.

- Lo primero que hay que hacer es doblar ligeramente las rodillas, pero sin elevar las nalgas.

- Las rodillas no deben sobresalir de la vertical que pasa por las puntas de los pies.

- Las rodillas tampoco deben acercarse la una a la otra.

- Relajar la articulación de las cabezas de los fémures en la cadera, así tendremos la sensación de haber elevado ligeramente las rótulas.

Los beneficios del ejercicio son tanto físicos como energéticos. La flexión de rodillas desarrolla la resistencia, mientras que los beneficios energéticos son producto de la misma flexión.

Ahuecar la cara interior de los muslos

En esta postura hay que tratar de evitar que las rodillas tiendan a juntarse, con lo que se pierde la fuerza de la posición; al mismo tiempo ayuda a mantener relajadas las rodillas y se facilita la flexión y el arraigo con la tierra.

Al comprender la intención del ejercicio resulta más fácil mantener la postura, lo que se logra con los huesos y los músculos, y se acaban relajando las pantorrillas y los muslos.

- Flexionar las rodillas, mantenerlas separadas y relajarlas, al igual que las caderas.

- Muslos y entrepierna deben formar un arco, un robusto puente.

- Para llegar a hacer la postura de manera adecuada se puede visualizar un globo muy grande que se retiene entre los muslos.

Elevación del ano

Los efectos de esta postura son varios: Por ejemplo, al elevar el ano se crea un mecanismo de captación de la energía telúrica que se conducirá hacia la parte superior del cuerpo. También se impide la disipación del Chi al cerrar esa puerta, se retiene la energía vital que se acumula en el organismo. La elevación del ano supone la estimulación del punto hui yin, situado en el perineo. Dicho punto se halla vinculado al ming men por vía de un meridiano interno que recorre el dan tian. Además de elevar la energía de la tierra por los meridianos de las piernas, la elevación del ano da paso a la energía vital a través del meridiano du mai y la columna vertebral hasta llegar al cerebro. En ello participan la dinámica de la inhalación y la concentración voluntaria que exalta dicha energía y la hace penetrar en la médula espinal y el cerebro, fertilizando con energía nueva esos órganos.

– En primer lugar, hay que elevar el perineo, lo cual produce a su vez la elevación pasiva del ano.

– El esfínter anal no debe contraerse, pero tampoco se halla abierto.

– Al elevar el perineo el diámetro del ano se estrecha.

– Se debe procurar mantener el ano elevado tanto al inhalar como al exhalar el aire. El principiante suele elevar el ano durante la inhalación y relajarlo al expulsar el aire.

Retracción del bajo vientre

Al retraer los músculos se fortalece el dan tian y se favorece la circulación de su energía por el resto del organismo. La ele-

Léonard Boulic

vación del ano coadyuva a este resultado. Resulta difícil hacer todo esto al tiempo: contraer ano y pubis y respirar libremente con el vientre. Con la práctica y el entrenamiento se enseña a distinguir y contraer cada uno de los músculos.

– Se inicia con la retracción ligera de los músculos situados inmediatamente por encima del hueso del pubis. Se trata de una leve contracción, la suficiente para sentir el hueso y liberar el abdomen para que respire en libertad.

– El abdomen puede respirar, ensancharse de la manera más natural, sin forzarlo a inhalar y retornando a la normalidad al exhalar. En la práctica del Qi gong se realiza la respiración abdominal.

Relajación lumbar

La relajación lumbar sirve para abrir la articulación sacro-ilíaca y facilita el trabajo de la bomba cráneo-sacra. Al relajar el raquis lumbar desaparece la lordosis y entonces se dice que el ming men está abierto. Para abrirlo es preciso que desaparezca primero la lordosis.

En la postura de abrazar el árbol se capta la energía de la tierra y también del cielo. Estas energías se reúnen en el ming men y de ahí se dirigen al dan tian. Si el ming men está abierto, aumenta la energía vital jing y se obtienen los efectos beneficiosos; cuando el ming men está cerrado, el trabajo no sirve para nada.

Con la relajación lumbar se acentúa el arraigo con la tierra. La postura incluye las rodillas flexionadas, el coxis apuntando a tierra, la pelvis pesada y la región lumbar relajada.

- Elevar los hombros y relajarlos de repente, lo que ayudará a la relajación de la musculatura lumbar.

- Flexionar las rodillas pero no las nalgas, así el coxis se mantiene vertical y el sacro en línea con las lumbares. Las caderas deben estar relajadas, con las cabezas de los fémures bien asentadas, lo que inmoviliza las rodillas.

- La musculatura lumbar debe estar bien relajada. El coxis debe quedar en posición vertical mientras desaparece la curvatura de las lumbares, esto es, la lordosis. El raquis debe quedar en línea recta, vertical, perfectamente estirado.

- La columna vertebral cae a partir de la cintura como si fuera una plomada, estirándose hacia abajo, hacia la tierra, sin forzarla.

El principiante sigue arqueando la columna en sus primeras pruebas, y al intentar corregir esta postura a veces se desvía la posición correcta inclinándose hacia delante o hacia atrás. Por ello se recomienda, en primer lugar, tratar de flexionar las rodillas y bajar la columna vertebral bien recta. Se puede pensar en la acción de sentarse en una silla y que esa silla se ha retirado en el último momento, permaneciendo la persona en equilibrio. La pelvis bascula un tanto hacia delante y las ingles se doblan para poner en línea recta el coxis, el sacro y las vértebras lumbares.

Otra manera de conseguir la tan ansiada relajación lumbar es apoyando la espalda y los talones contra un pared, flexionando las rodillas. Durante el descenso, coxis, lumbares y dorsales deben mantenerse en contacto con la pared, con lo que se dispondrán de manera alineada, justo lo que se pretende buscar, eliminando la lordosis lumbar.

Léonard Boulic

La lordosis lumbar

La lordosis se caracteriza por una curvatura exagerada de la parte lumbar. Se suele apreciar a simple vista, ya que la postura normal de la columna no se respeta, sino que se ve alterada por este accidente. Las personas que lo padecen suelen tener los glúteos más prominentes de lo que estamos acostumbrados, pues al desplazarse la columna el coxis se ve afectado obligando a los glúteos a sobresalir hacia afuera.

Por lo general la lordosis no da síntomas ni malestar, aunque depende mucho del grado que tengamos y de las circunstancias de cada persona, puesto que si se junta la lordosis con otras desviaciones lumbares como la escoliosis la cosa se complica y podemos llegar a tener dolores en esta parte del cuerpo. Si la desviación es mínima no notaremos ningún efecto, ya que este hecho no afecta al correcto funcionamiento del organismo, sino que a medida que pasa el tiempo la columna se irá desplazando y aumentando su curvatura.

Elevación de los brazos

Al realizar el «abrazo del árbol» se está facilitando la circulación de la energía de los meridianos yin y yang de los brazos. Las manos frente al dan tian activan este centro; al colocarlas frente al estómago se activa el hogar medio, y frente al pecho se activa el hogar superior.

– En primer lugar se elevan los brazos formando un círculo, como si se estuviera a punto de abrazar el tronco de un árbol muy grande.

– Elevar los brazos en función del centro energético sobre

el que se desea actuar. Colocar las manos a la altura del dan tian o bien frente al estómago, o delante del pecho, con las palmas vueltas hacia el centro que se trata de activar.

– Con el tiempo se conseguirán sincronizar la elevación de los brazos y la flexión de las rodillas, alcanzando la postura completa en un movimiento único.

Estirar la espalda

Al estirar la espalda se estiran los meridianos yang y se despeja la zona de la séptima cervical. Al separar los omoplatos se estira la región dorsal tanto en vertical como a lo ancho de una manera natural.

Con esta operación se abren, se estimulan los meridianos yang de los brazos que provienen de la punta de los dedos y pasan por la cara interna de los brazos y por los hombros suben hacia el cráneo, así como los meridianos yang de las piernas, que comienzan en el rostro, bajan por el cuello y pasan por entre los hombros para ir a terminar en las puntas de los dedos de los pies, acelerando la circulación entre ellos.

– Estirar el raquis desde las vértebras dorsales hasta el sacro.

– El estiramiento de la espalda se realiza ensanchándola por los omoplatos.

– El movimiento debe ser natural y se obtiene relajando ambos omoplatos para que caigan a derecha e izquierda, más o menos como caen los pies hacia los lados al ponerse en decúbito supino.

Retracción del pecho

Al relajar el pecho se desahogan los pulmones y el corazón, como si se le diera más espacio a la cavidad torácica. Esta distensión contribuye a hacer más lento el ritmo cardiaco y sosiega la respiración. La retracción del pecho contribuye a aspirar la energía de los meridianos yin que arrancan de los pies hacia el tronco, para emerger por el tórax y descender por la cara interna de los brazos.

– Consiste en relajarse y tratar de visualizar el espacio existente entre los pectorales. Se trata de una relajación que poco a poco se ha de ir haciendo automática y natural en el momento de ensanchar la espalda. Se trata de relajar el pecho para que se produzca una ligera retracción, sin abrir las costillas hacia los lados.

Vaciar las axilas

Al vaciar las axilas se da paso a la energía que procede del tronco y pueda circular por los brazos hasta llegar a las puntas de los dedos.

– Los brazos forman un círculo abrazando el árbol, despegándose bien del tronco, dejando un espacio vacío bajo las axilas, como si tuviera que albergar una pelota de tenis. Este vacío se consigue separando los codos pero evitando levantar los hombros.

Rebajar los hombros

Es un ejercicio que permitirá sostener la postura de los brazos largo rato sin acusar fatiga. Con la práctica habitual se obtendrá una mayor resistencia, que será de carácter intuitivo y que provocará la relajación de los hombros. No es una tarea fácil saber hacer el vacío de las axilas y distender los hombros.

Al distender los hombros se consigue que no permanezca bloqueada a ese nivel la energía yang que sube desde las manos a la cabeza.

– Hay que tratar de relajar los hombros sin alzarlos ni echarlos hacia delante, el árbol al que hay que abrazar está frente a nosotros, no hay necesidad de estirarse para alcanzarlo.

– El ejercicio consiste en relajar la musculatura de los hombros, del cuello y de la espalda. Para llegar a realizar el trabajo completo y de manera intuitiva se pueden llegar a necesitar hasta dos años de práctica continuada.

Mantener los codos en suspensión

Es una manera de facilitar la transmisión del Chi del brazo al antebrazo y viceversa.

– Una vez vaciadas las axilas y distendidos los hombros hay que mantener los codos elevados, como si estuvieran suspendidos en el vacío. Lo que no debe hacerse es que formen un ángulo agudo, han de permanecer como flotando en ingravidez.

- Al mantener los brazos en círculo para abrazar el árbol se debe tener la impresión como si se sostuviera un globo de gran tamaño contra el pecho.

Mantener las muñecas distendidas y redondeadas

Al mantener las muñecas distendidas se facilita el paso de la energía del antebrazo a la mano.

- Las muñecas forman un círculo imaginario perfecto con los brazos reteniendo un globo también imaginario. No se han de doblar en exceso, ni dejarlas inertes y colgantes, ni tampoco mantenerlas crispadas o en tensión, sino que deben prolongar la curva que dibujan los brazos pero no en ángulo agudo.

Flexibilizar los dedos

Cada dedo tiene puntos de origen o terminación de meridianos de los brazos. Por ejemplo en los pulgares, donde terminan los meridianos de los pulmones: los asociados al bazo suben desde los dedos gordos de los pies hasta el pecho. En los índices se abren paso los meridianos del intestino grueso que pasan por la cara y enlazan con los meridianos del estómago, que tienen su terminación en los dedos segundos de los pies.

Los meridianos del corazón terminan en los dedos medios y son continuación de los del hígado. En los anulares tienen sus puntos de partida les meridianos del triple calefactor, los cuales suben hacia la cabeza y enlazan con los de la vesícula biliar, descendiendo éstos hasta los cuartos dedos de cada pie. En los auriculares rematan los meridianos del corazón, éstos subsiguientes a los de los riñones, que tienen su origen bajo las plantas de los pies. Además, los auriculares son los puntos de partida de los meridianos del intestino delgado, que llegan al rostro y enlazan con los meridianos de la vejiga, que a su vez rematan en los dedos quintos de cada pie.

Al estirar la espalda y liberar la séptima vértebra, retraer ligeramente el pecho, vaciar las axilas, posicionar en suspensión los codos y las muñecas y distender los dedos con el fin de activar la circulación en todos los meridianos.

A partir de los dedos distendidos y con la postura de «abrazar el árbol» en marcha, se activará la circulación en los 24 meridianos, desde los extremos de las manos hasta los extremos de los dedos de los pies.

- El círculo que describen los brazos debe terminar en los dedos distendidos: las palmas de las manos distan entre 15 y 30 cm la una de la otra.

- Las palmas de las manos deben estar vueltas hacia el cuerpo y el lao gong o centro de la palma debe estar orientado hacia el dan tian o hacia el centro del pecho.

- Las palmas deben estar ligeramente ahuecadas, los dedos separados sin tocarse, ni rígidos ni doblados, sino distendidos.

Mantener la cabeza en suspensión

La liberación de cervicales determina un efecto físico directo que completa el de la rectificación del sacro en vertical. Otro efecto consiste en empujar la cabeza hacia el cielo, manteniéndola ligera y ágil como si se elevase hacia el cielo. Esta sensación se transmite al cerebro y, lo que es más importante,

Léonard Boulic

a la conciencia. La parte superior del cuerpo se hace más yang, más ligera, más sutil.

La cima del cráneo va a captar el yang celeste por su punto bai hui, iniciando el descenso hacia ming men.

El punto bai hui

Bai hui es también conocido como el punto de las «cien reuniones», situado en la cabeza. Su nombre se refiere a la idea de que es el punto de encuentro de todos los canales yang de la parte superior del cuerpo.

Es un punto de acupuntura fundamental en la práctica del Qi Gong. Es una puerta importante en la circulación celestial de determinados canales. Su acción principal es regular el yang, tanto para elevar el yang a la cabeza como para curar el zumbido de oídos, los mareos, los problemas de visión, etc. La acción sobre este punto calma el espíritu como una de las puertas energéticas del cuerpo que abre la comunicación con el mundo exterior, sobre todo con la energía celeste.

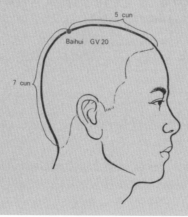

- Para mantener la cabeza en suspensión hay que tratar de mantenerla como si estuviese colgada del techo mediante un hilo invisible, sometida a la tracción vertical del bai hui.

- Para obtener la postura perfecta es preciso soltar las vértebras cervicales, lo que se obtiene mediante una ligera retracción del mentón, sin llegar a contraer los músculos del cuello.

- Hay que mantener la cabeza bien erguida, sin inclinarla ni llevarla hacia los lados. La cabeza no se mantiene rígida sobre el cuello sino que debe sentirse ágil, suelta y ligera.

Retraer el mentón

Al suspender la cabeza por el bai hui se sosiega la respiración. Cuando la espalda se estira por los omóplatos y los brazos se mantienen suspendidos como en estado de ingravidez, la suspensión de la cabeza completa el aligeramiento de la mitad superior del cuerpo.

- El mentón no se retrae de manera voluntaria, sino como consecuencia de la elevación del cráneo. Dicho movimiento se debe efectuar de manera suave, sin forzar los músculos del cuello.

Cerrar los ojos

La visión espiritual se concentra en el mundo interior, sosegando el Shen, el espíritu y el pensamiento.

Con la mirada interior se puede llegar a contemplar mentalmente el dan tian.

- Cerrar los ojos se hace de manera metafórica, en realidad permanecen abiertos, pero se hace descender un velo imaginario que hace entornar un tanto los párpados, sin llegar a cerrarlos por completo.

- La mirada se centra oblicuamente hacia abajo y a unos dos o tres metros de distancia por delante de la persona.

- No hay que fijar la mirada en nada en concreto, sino tratar de que ese velo imaginario nos aísle del mundo sensible.

Conectar los labios

El hecho de conectar los labios favorece la subida de yang.

- Se deben poner los molares en contacto pero sin apretarlos.

- La boca debe estar cerrada, juntando los labios pero sin apretarlos.

La lengua en contacto con el paladar

La lengua pone en comunicación dos meridianos importantes: du mai y ren mai. El primero empieza en el extremo del coxis, sube a lo largo del raquis y por la parte posterior del cráneo, continua por la cima, la frente, la parte posterior del cráneo y termina entre los dos incisivos superiores. Este meridiano es el colector de toda la energía yang del organismo e interviene en la circulación de la energía vital jing, dado que tiene su origen en ming men. Además, transmite la energía yang a la médula y al cerebro, siendo éstos los órganos nobles que sustentan dicha energía.

En cambio, ren mai arranca en el perineo, en el punto hui yin y pasando por la mediana de la parte anterior del cuerpo hasta los incisivos superiores. En este punto se recoge toda la energía yin del cuerpo.

Du mai o vaso gobernador

Sus áreas de influencia son: esplada, columna vertebral, dorso del cuello y cabeza.

Es llamado el «mar de los meridianos yang», ya que ejerce influencia en todos los meridianos yang del cuerpo.

Sus funciones básicas son:

- Tonificar el yang del riñón y fortalecer la espalda. Es muy útil en todos los casos de dolor crónico en la espalda, sobre todo de la parte inferior de la espalda por insuficiencia de riñón y de dolor en la línea media de la espalda. Trabajar con du mai puede fortalecer la espalda y enderezar la columna vertebral.

- Se puede usar en casos de fiebre, goteo nasal, dolor de cabeza, rigidez de cuello... También en casos de vértigo, temblores, convulsiones, epilepsia...

- Sirve para nutrir la médula y el cerebro, fortaleciendo la función del riñón, en casos con vértigo, acúfenos y mala memoria.

Al inhalar el aire la energía yang del organismo se ve aumentada por el yang celeste y el yin telúrico penetra en du mai para ser conducido a la médula espinal y al cerebro. La alineación del raquis suministra una postura anatómicamente favorable para el bombeo cerebral del líquido cefalorraquídeo, favoreciendo así la nutrición cerebral.

Cuando se exhala, la energía inicia el descenso desde la cima del cráneo, recorriendo el trayecto de du mai y ren mai hasta los incisivos del perineo. Al inhalar, la energía sube por du mai, instaurándose una especie de bucle cerrado, un circuito natural de energía que llevará luz, calor y conciencia al cuerpo energético y al cuerpo físico.

A partir de la séptima vértebra cervical, la energía que sube desde el perineo se extiende hacia las axilas, los brazos y las puntas de los dedos, desde donde retorna a la cabeza y de ahí a los pies, para luego volver al pecho, llegar a los brazos y cerrar el círculo. Es el trayecto de los doce meridianos principales que se conoce como la circulación mayor celeste y en la que intervienen, por este orden: pulmones, intestino grueso, estómago, bazo, corazón, intestino delgado, vejiga, riñones, dueño del corazón, triple calefactor, vesícula biliar e hígado.

La lengua, en contacto con el paladar, favorece la secreción salival, que contiene energía vital. Durante el ejercicio hay que evitar tragar saliva con demasiada frecuencia, es mejor dejar que se acumule en la boca y únicamente tragarla cuando sea ya mucha, pero visualizando su descenso hacia el dan tian, al que carga de energía vital o jing.

- Para poner la punta de la lengua en contacto con el paladar se eleva la lengua y se pone la punta en contacto con la parte superior del paladar, habitualmente junto a la raíz de los incisivos superiores.

Ren mai o vaso concepción

Sus áreas de influencia son: abdomen, tórax, pulmón, garganta y cara.

Es el llamado «mar de los meridianos yin», ya que ejerce influencia en todos los meridianos yin del cuerpo.

Sus funciones básicas son:

- Nutrir la energía yin del cuerpo. Es particularmente útil para nutrir el yin de las mujeres después de la menopausia, tonificando también la sangre, de esta forma ayuda a eliminar los síntomas de calor por insuficiencia de yin como sudor nocturno, sofocos, sensación de calor, irritabilidad, inquietud mental, sequedad, vértigo, acúfenos, insomnio, etc.

- Regular el útero y la sangre en las mujeres. Es responsable de la menstruación, la fertilidad, la concepción, el embarazo, el parto y la menopausia, así que puede usarse en casos de infertilidad suministrando más sangre al útero y en casos de menstruaciones alteradas, como dolor en la menstruación, menstruación escasa o falta de menstruación, sangrados abundantes...

- Movilizar el Chi en el Jiao inferior (zona inferior del tronco) y en el útero, así que es útil en casos de masas, miomas, bultos en esta zona en las mujeres y en casos de hernia en hombres.

- También tiene influencia en el Jiao medio (zona media del tronco) y en el Jiao superior (zona alta del tronco), y es por eso que usando ren mai se obtienen excelentes resultados en casos de asma crónico.

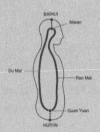

Concentración mental

La concentración mental se puede orientar hacia diversas áreas:

- Por ejemplo sobre el dan tian: en esta fase la respiración es abdominal, la mirada se vuelca hacia el dan tian para potenciar la condensación de la energía vital jing.

- En la postura de abrazar el árbol es importante que el cuerpo se halle uniformemente repartido entre ambos pies y con las plantas de los mismos bien asentadas sobre la tierra. Los hombros han de estar a la misma altura y la cabeza se ha mantener vertical sin inclinarla ni hacia delante/atrás ni hacia ninguno de los costados. Además, el perineo se ha de hallar en la vertical que pasa por la cima del cráneo, el coxis tira hacia abajo y la cima del cráneo empuja hacia arriba. El eje perineo/cima del cráneo pasa por el punto medio de la línea que forman los talones de uno y otro pie.

- Cuando una persona visualiza su peso corporal lo hace creyendo que el 70% de su peso se acumula de cintura para abajo, dándole a esta zona las cualidades de pesadez, densidad, arraigo con la tierra y afinidad con el yin telúrico que se trata de captar. En cambio el 30% del peso se imagina por encima de la cintura, en la parte superior del cuerpo, dándole las cualidades de ligereza, ingravidez, agilidad y sutileza.

- Otra de las posibilidades de concentración es imaginar tres círculos o globos luminosos de energía: uno que se sitúa entre los muslos, que favorece el arco fundamental; otro contra el pecho, que perfecciona la disposición circular de los brazos; y, por último entre las manos, para sensibilizar los lao gong y las puntas de los dedos.

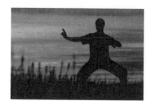

Las ocho piezas del brocado

Las Ba Duan Jin o Las ocho piezas del brocado son una de las formas de Qi Gong más conocidas. Consta de dos series de ejercicios que suelen practicarse por separado, las primeras ocho se realizan sentados y las segundas se realizan de pie.

Fueron descritas por primera vez en un texto taoísta del siglo VIII y su creación se atribuye a Zhong Li Quan. Hay versiones que señalan que era un general de la dinastía Han que, tras ser derrotado en una batalla contra los tibetanos, abandonó su carrera militar y se retiró a las montañas.

Existen diferentes maneras de enfocar la serie de estiramientos previos: unas trabajan de forma muy suave, mientras que otras se centran en el estiramiento de tendones, en el desarrollo de posturas bajas o bien ponen énfasis en la respiración, la visualización, etc. Durante los ejercicios es importante escuchar las sensaciones que transmite el cuerpo mientras se regula la postura, la respiración y la intención.

Las ocho piezas en posición sedente

Bi Mu Jing Zuo

Que puede traducirse como cerrar los ojos, sentarse y quedarse quieto. Cierre los ojos y siéntese manteniendo la mente profunda, sosteniendo las manos con firmeza y la mente en calma y concentrada en el Shen o espíritu. La persona debe sentarse con las piernas cruzadas y concentrarse en el plexo solar. La cabeza se debe sentir como suspendida, y el pecho debe estar suelto y relajado. Se colocan las manos en el regazo, cerrando la boca y los dientes, que sólo deben tocarse ligeramente. La respiración ha de alcanzar una cadencia uniforme y fluida. El Shen ha de alcanzar un estado un estado de paz que haga que el Chi descienda y se asiente. La meditación se debe prolongar entre tres y cinco minutos.

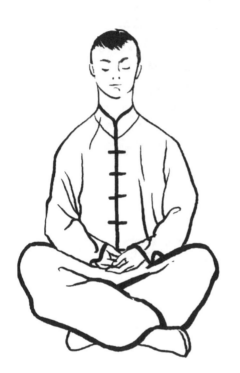

Shou Bao Kun Lun

El usuario pone a castañear los dientes, los de la mandíbula superior contra los de la inferior, treinta y seis veces seguidas, mientras se colocan ambas manos en la nuca. Si en este proceso se secreta saliva, es conveniente tragársela. Se entrelazan los dedos de las manos y se colocan en la parte posterior de la cabeza. Las manos empujan hacia delante, se yergue el tronco y se presiona hacia atrás con la cabeza, inhalando durante la tensión y exhalando en el momento de relajarse. La operación debe repetirse nueve veces. El castañeo de los dientes tiene dos propósitos: la estimulación del Chi en las encías para fortalecer las raíces de toda la dentadura y luego despertar la mente y su claridad. Las vibraciones resuenan en la cavidad cerebral y estimulan la materia gris.

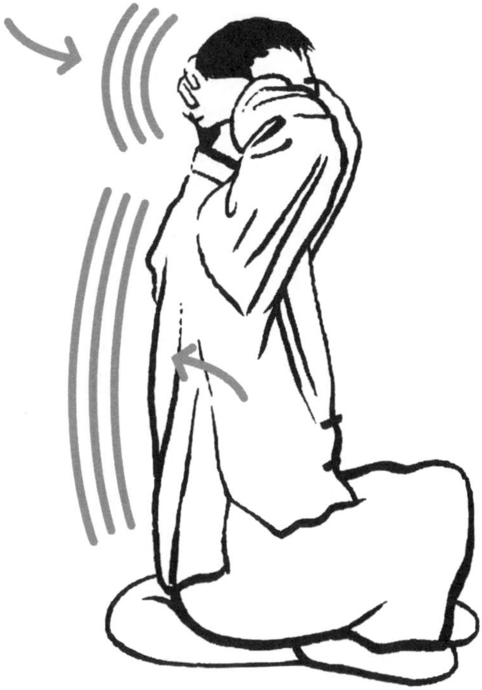

Léonard Boulic

Kou Ji Yu Zhen

Seguir el compás de la almohada de jade. Se cubren las orejas con las palmas de las manos, situando los dedos corazón en la cavidad conocida como la almohada de jade, esto es, una pequeña protuberancia que presenta el occipital en su cara externa. Se colocan los dedos índice sobre los corazón y se hacen chasquear hacia abajo de manera que golpeen la parte posterior de la cabeza. Se trata de un tipo de percusión sobre la actividad cerebral que debe repetirse hasta 24 veces, manteniendo un ritmo monótono y constante. Los dedos anular y meñique no deben entrar en contacto con la cabeza, pues amortiguarían el sonido. Es importante concentrarse en el sonido y dejar que cada redoble capte su atención hasta fijarla en las vibraciones producidas en el cráneo y el cerebro. Cuando se haya finalizado el ejercicio, separe las manos de las orejas y verá las cosas desde otra perspectiva.

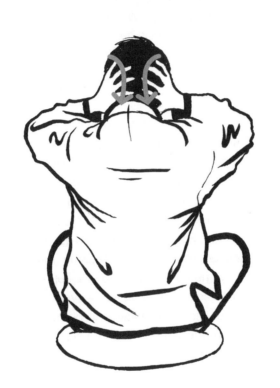

Zhuan Tou Pin Pin

Consiste en girar la cabeza repetidamente o ladearla ligeramente para soltar el Tian Juh. La lengua, mientras tanto, remueve la saliva que anega la boca y debe tragarse en tres veces. Desde la posición sentado, recoja sus manos hacia abajo, acomodando las palmas siempre hacia arriba. Gire lentamente la cabeza hacia la izquierda y luego a la derecha hasta un total de 24 veces seguidas. Luego, rote la lengua con el objeto de secretar saliva hasta 36 veces. Ingiera la saliva en tres veces seguidas, empleando el yin para enviarla directamente al ombligo. Para los taoístas, la saliva es el agua que extingue el fuego del cuerpo. Se trata de una sustancia natural que se secreta de manera constante, que puede aliviar molestias en la garganta o el ardor de estómago y que contribuye a la recuperación de una manera natural.

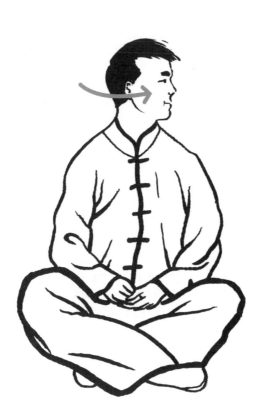

Tui Mo Shen Yu

Las manos aplican un masaje en la Puerta de la esencia. Se contiene el aire, y se sellan las vías respiratorias, frotando las manos hasta que entren en calor. Se aplica el masaje en la espalda, se respira y la mente se concentra en el fuego que arde en la rueda del vientre. Se inhala por la nariz y se dirige el aire hacia el dan tian medio (el plexo solar). Entonces, se aplica un masaje sobre la zona renal con gestos circulares hasta 24 veces seguidas. En cada pasada, se exhala, se inhala de nuevo y se frotan las manos. Como resultado de esta concentración, el abdomen entrará en calor. Entonces percibirá cómo la energía de los riñones arde en el interior del ombligo o en el bajo dan tian.

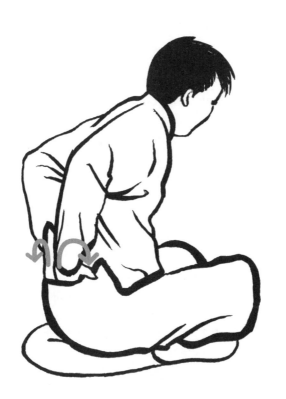

Shou Zhuan Shuang Lun o giro de las manos a modo de rueda doble

Estire las piernas sobre el suelo, manteniendo el contacto con los costados. Doble el tronco hacia delante y estire los brazos situando las palmas de las manos hacia abajo y los dedos levemente curvado hacia el interior. Luego, describa con las manos un círculo en dirección ascendente y hacia atrás al tiempo que dobla la mitad superior del cuerpo también hacia atrás. Es como si estuviera remando. Desplace ahora las manos en dirección descendente antes de comenzar un nuevo ciclo. Repita el ejercicio hasta nueve veces. El objetivo de este ejercicio es incrementar la circulación de energía Chi a través de los seis canales meridianos a su paso por los brazos. Las piernas se hallan extendidas en el suelo con objeto de facilitar la apertura de los seis canales correspondientes a las extremidades inferiores.

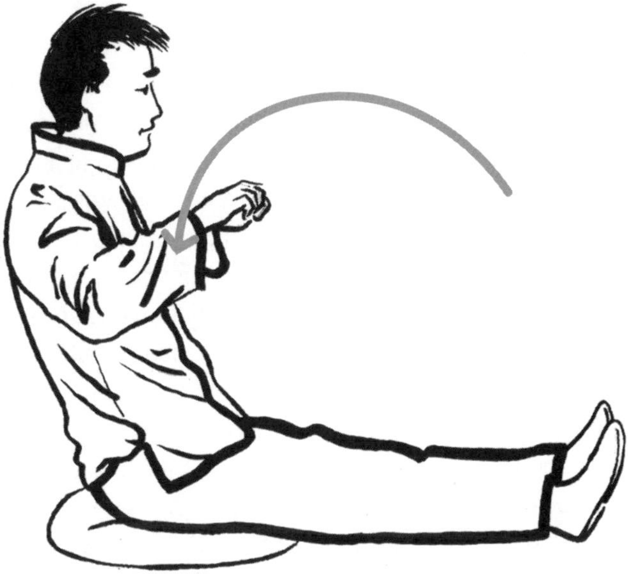

Tuo An Pan Zu

Entrelace los dedos de ambas manos y levante los brazos por encima de su cabeza, con las palmas de las manos hacia arriba. Manténgalas en dicha posición como si sostuviera un objeto sobre su cabeza. Invierta la posición de las manos y sitúelas en la parte más alta de su cabeza. Ejerza una cierta presión hacia abajo al tiempo que trata de elevar la cabeza durante unos tres segundos. Para finalizar, separe las manos y estire la punta de los dedos de los pies. Mantenga juntas las rodillas y evite flexionarlas, prolongando esta postura unos tres segundos. Repita la operación nueve veces. Esta postura le servirá para estirar toda la musculatura situada en las zonas anterior y posterior del tronco. Tras haber soltado los músculos de esta región, ponga las manos sobre la cabeza y ejerza presión hacia abajo, con una fuerza que quedará contrarrestada con la cabeza en sentido opuesto, esto es, hacia arriba mediante una fuerza que procede directamente desde el suelo. Sostenga los dedos de los pies con ambas manos y estire fuertemente de ellos, con la cabeza inclinada hacia delante en todo momento. Esta postura tensará y estirará los músculos de la espalda, lo que redundará en un incremento de la circulación sanguínea.

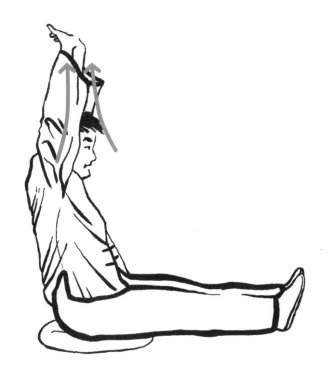

Zhou Tian Man Yun

Cruce las manos y déjalas en su regazo. Cierre los ojos y trate de buscar el equilibrio interior y la calma. Cuando haya enjuagado saliva, tráguela. Concentre ahora su atención en el ombligo o en el bajo dan tian y sienta cómo el Chi circula por todo su cuerpo. Relájese y respire de una manera uniforme durante un tiempo de dos minutos. Al completar las ocho piezas su cuerpo evidenciará un estado positivo, ya el nivel de Chi se habrá elevado. Al tragar saliva se modera el Chi y se modera el fuego causado por los ejercicios previos. También facilita el proceso de concentración mental a la vez que propicia la relajación.

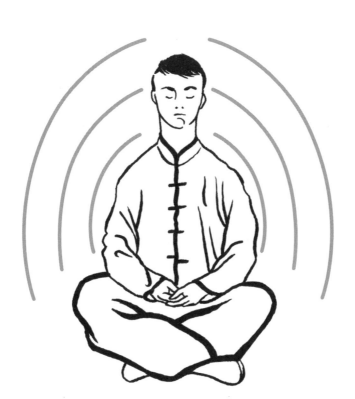

Léonard Boulic

Las ocho piezas en posición de pie

Primera pieza

De pie, con los pies en paralelo y separados entre sí la misma distancia que hay entre los hombros, deje que sus manos cuelguen a cada costado. Cierre los ojos unos instantes, vuelva a abrirlos y mire al frente, respirando de manera fluida y suave. Concentre el Chi hasta hacerlo bajar al dan tian. Entrelace los dedos de las manos y levante los brazos por encima de la cabeza sin doblar los codos. Con sus pies ahora en reposo, arquee ahora su cuerpo primero a la izquierda y luego a la derecha hasta recuperar la posición inicial. Baje las manos. Repita la operación 24 veces seguidas. Este trabajo favorece la respiración, la digestión y la excreción de las heces. Al bajar los brazos, la musculatura se suelta y se relaja, y la energía Chi circula sin impedimento.

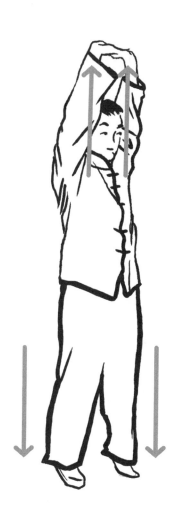

Segunda pieza

Abrir el arco a la derecha y hacia la izquierda y doblar el codo hasta mantenerlo en el mismo plano horizontal que el hombro. Imaginar que se dispara el arco hacia una supuesta diana que se está mirando fijamente con los ojos. Realice 24 disparos. El propósito de esta pieza consiste en fortalecer los riñones y el área de la cintura. Primero hay que agacharse para asentar la raíz, con la espalda recta y las nalgas hacia dentro. Así, no solo se fortalecen los músculos de la cintura sino que además se incrementa la energía Chi en los riñones y en la zona baja de la espalda. El codo situado más atrás debe permanecer doblado y el hombro tiene que mantenerse firme para la estabilización del arco.

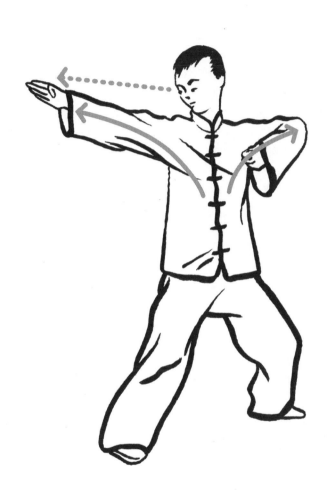

Tercera pieza

Levante un brazo y ponga rígidas las palmas de las manos, empleando su fuerza para mecerse. La mano derecha alcanza la máxima altura, mientras la izquierda descansa abajo, ambas se extienden y mecen los tendones y los canales o meridianos para insuflarle vida. Es una pieza que incide en el estómago. Al elevar una mano y dejar abajo la segunda, la musculatura del cuerpo se relaja. El cambio de brazo reiterado estira y relaja el cuerpo, mece los tendones y revitaliza los canales del Chi.

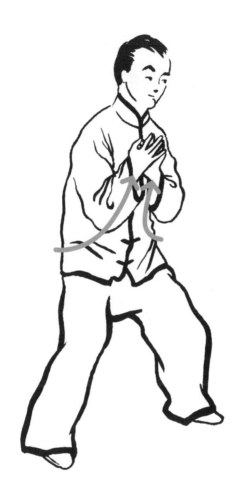

Cuarta pieza

De pie, sitúe ambos pies en paralelo con las manos colgando a ambos lados. Eleve el pecho y haga oscilar su cabeza a la izquierda, mire a su espalda y trate de exhalar el aire. Devuelva la cabeza a su posición inicial mientras inhala. Gírela ahora a la derecha, vuelva a mirar atrás y exhale el aire de nuevo. Proceda de estar manera doce veces en cada sentido. Luego, ponga las manos en la cintura y repita los mismos giros otras 24 veces. Para finalizar, desplace ambas manos hasta el pecho con las palmas unidas, avance los brazos y los codos hacia delante y haga oscilar la cabeza otras 24 veces. Según la medicina tradicional china, una persona enojada puede producir un estancamiento del Chi en su hígado, lo que le llevará a diversas disfunciones en ese órgano. Las emociones fuertes y repentinas también pueden causar acumulación de Chi en la cabeza. Los giros a derecha e izquierda de la cabeza contribuyen a que la musculatura, los vasos sanguíneos y los canales de Chi a su paso por el cuello se suelten. El giro de cabeza finaliza cuando se puede proceder a mirar las espaldas como si se hubieran dejado atrás los procesos negativos.

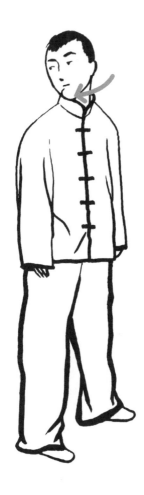

Quinta pieza

Avance su pierna derecha un paso hacia el lado derecho y agáchese. Ponga las manos sobre las rodillas, con los pulgares en la cara externa de ambos muslos. Así, el Chi desciende hacia la planta de los pies. Desplace la carga del peso del cuerpo a la pierna contraria, esto es, a la izquierda, y ejerza una vigorosa presión con la mano. Alinee la cabeza, la columna vertebral y la pierna derecha y congele la posición unos tres segundos antes de retornar a la postura original. Haga lo propio hacia el lado opuesto y repita la operación 24 veces. Al poner las manos sobre las rodillas y mantener los pulgares en dirección hacia atrás, el pecho se ensancha; cuando se desplaza el cuerpo hacia un lado los pulmones se sueltan y así pueden albergar el Chi en exceso procedente del dan tian medio y eliminando en consecuencia el fuego excesivo. A medida que se ejecutan estos movimientos, la circulación sanguínea aumenta y se hace cargo de la insensibilidad corporal y del alivio del dolor de piernas.

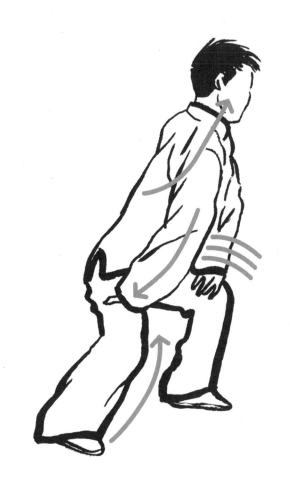

Sexta pieza

Desplace la pierna izquierda hacia atrás de modo que sus pies estén separados a la misma distancia que los hombros. Sitúe las manos a la altura de la cintura y presione con ambas palmas en sentido descendente. Eleve los brazos hasta ubicarlos a la altura del pecho y prosiga su ascenso hasta que queden por encima de la cabeza. Siempre con las palmas de las manos hacia arriba. Quédese quieto unos tres segundos y flexione su cuerpo hacia delante con los brazos extendidos hasta delante y lleve sus manos hasta los pies, sosteniéndolos. Repita el proceso hasta 16 veces. Al llevar toda la musculatura hacia delante se estimulan los riñones. En la posición flexionada, el Chi penetra en la columna vertebral, de manera que, cuando se asciende, empieza a recorrer toda la columna en sentido ascendente.

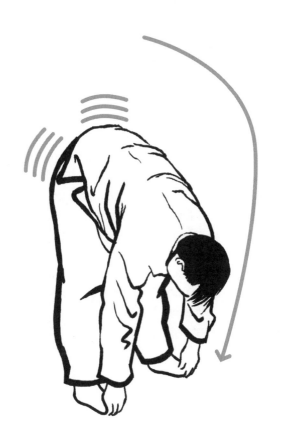

Séptima pieza

Desplace la pierna derecha hacia un lado y agáchese. Mantenga su cuerpo erguido y los puños a ambos lados de la cintura. Ténselos y extienda uno de sus brazos como si fuera a propinar un puñetazo. La otra mano debe estar rígida y ceñida a la altura de la cintura. Cuando finalice el movimiento de extensión, relaje ambas manos y devuelva la extendida a su posición inicial en la cintura. Tense de nuevo ambas manos y realice el golpeo con la otra mano. El ejercicio debe repetirse 16 veces seguidas. Se trata de potenciar el espíritu de la vitalidad. La fortaleza muscular reforzada mediante la acción de Chi hace que éste alcance todo el cuerpo, llenando cada órgano hasta la misma piel

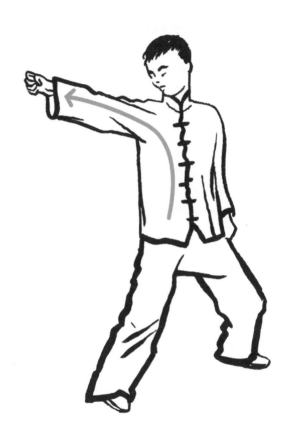

Octava pieza

Mantenga la cabeza alta y presione con fuerza sobre los dedos de los pies. Sujete la cintura y desplace el pecho hacia arriba. Elévese sobre los dedos de los pies y permanezca a esta altura unos tres segundos. Ponga los talones en el suelo y repita la operación 24 veces. Para finalizar, coloque sus manos frente al pecho y vuelva a levantarse de puntillas el mismo número de veces. Una vez completada esta pieza, permanezca de pie sin moverse, serene la mente y respire de una manera suave y cadenciosa.

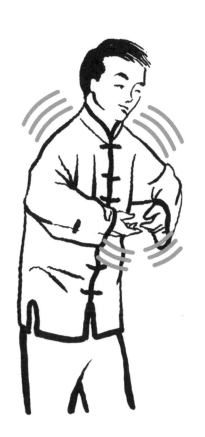

Bibliografía

Beinfield, Harriet, *Entre el cielo y la tierra*, Los libros de la Liebre de Marzo, Barcelona, 1999.

Calpe Rufat, Isabel, *Qi Gong. Práctica corporal y pensamiento chino*, Kairós, Barcelona, 2003.

Despeux, Catherine, *Taiqi Quan, arte marcial, arte de larga vida*, Ed. Ibis, Barcelona, 1993.

Elorduy, Carmelo S. J., *La gnosis taoísta del Tao te ching*, Oña, 1961.

Jwin-Ming, Yang, *Las Ocho Piezas del Brocado*, Ed. Mirach, Madrid, 1994.

Jwing-Ming, Yang, *La raíz del Chi Kung chino*, Ed. Mirach, Madrid, 1995.

Jwing-Ming, Yang, *Qi Gong*, Ed. Robinbook, 2008.

Kaptchuk, Ted. J., *Medicina China: Una trama sin tejedor*, La Liebre de Marzo, Barcelona, 1995.

Preciado, Juan Ignacio, *Lao zi, el libro del Tao*, Alfaguara, Madrid, 1978.

Requena, Ives, *Acupuntura y psicología*, Mandala Ediciones, Madrid, 1993.

Requena, Yves, Qi Gong. *Gimnasia china para la salud y la longevidad*, Los libros de la Liebre de Marzo, Barcelona, 1995.

Requena, Yves, *La gimnasia de la eterna juventud*, Robinbook, 2010.

Schipper, Kristofer, *El Cuerpo Taoísta*, Paidós, Barcelona, 2003.

Wong Kiew Kit, *El arte del Chi-Kung*, Ediciones Urano, Barcelona, 1996.

En la misma colección

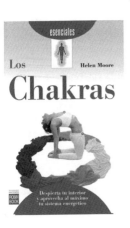

LOS CHAKRAS
Helen Moore
Despierta tu interior y aprovecha al máximo tu sistema energético.

Los Chakras son siete centros energéticos situados en el cuerpo humano. Su conocimiento nos llega a través de la cultura tibetana forjada a través de la experiencia personal de los maestros de Shidda Yoga. La energía del cosmos atraviesa nuestro cuerpo trabajando en esa red de centros energéticos sutiles. Los chakras captan esa energía del ser humano y la hacen circular hacia el macrocosmos. Los chakras nos conectan con nuestro mundo espiritual y de su equilibrio depende en buena medida nuestra salud. De nuestra capacidad para leer las señales de estos centros de energía y rectificar o corregir su trayectoria dependerá que podamos evitar determinados trastornos.

PNL
Clara Redford
Una guía práctica y sencilla para iniciarse en la programación neuroligüística

Con este libro descubrirá las técnicas básicas para comprender y practicar la programación neurolingüística en la vida diaria. La PNL es un método eficaz que trabaja el lenguaje para influir en los procesos cerebrales y una poderosa arma para realizar cambios en la vida, ya que gracias a este método cualquier persona puede desarrollar todas y cada una de las capacidades ocultas. Este libro es una guía práctica para realizar una serie de ejercicios que le servirán para (re)conocerse y poder cambiar así modelos de conducta mental y emocional por otros que le darán una mayor armonía y equilibrio.

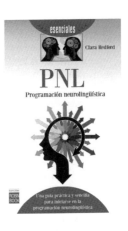

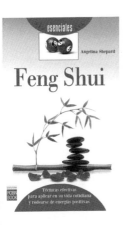

FENG SHUI
Angelina Shepard
Técnicas efectivas para aplicar en su vida cotidiana y rodearse de energías positivas

Feng Shui es una antigua ciencia desarrollada en China que revela cómo equilibrar las energías de un espacio para asegurar la salud y la buena fortuna de las personas que lo habitan. Este libro es una extraordinaria introducción muy práctica y sencilla a las formas de ubicación del Feng Shui. Aprenda a descubrir las técnicas de purificación para transformar su hogar en un espacio sagrado y distribuir los diferentes elementos de la casa para alcanzar el máximo bienestar.

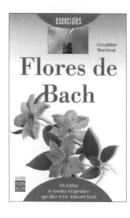

FLORES DE BACH
Geraldine Morrison

¿Sabía que los desequilibrios emocionales pueden tratarse con esencias florales? Son las llamadas Flores de Bach, un conjunto de 38 preparados artesanales elaborados a partir de la decocción o maceración de flores maduras de distintas especies vegetales silvestres. En efecto, emociones y sentimientos como la soledad, la timidez, la angustia, la intolerancia o el miedo pueden combatirse cuando perturban nuestro ritmo diario y trastocan nuestro equilibrio. Este libro reúne los conceptos fundamentales del sistema terapéutico ideado por Edward Bach con la finalidad de que cualquier persona pueda recuperar la armonía del cuerpo y de la mente a favor de un mayor bienestar.

PILATES
Sarah Woodward

Experimenta un nuevo estilo de vida y una nueva manera de pensar con el método Pilates, sin duda algo más que una serie de ejercicios físicos. Tal y como lo define su creador, Joseph Pilates, «es la ciencia y el arte de desarrollar la mente, el cuerpo y el espíritu de una manera coordinada a través de movimientos naturales bajo el estricto control de la voluntad». El método Pilates propone otra forma de realizar el trabajo muscular, dando un mayor protagonismo a la resistencia, la flexibilidad y el control postural. La mayoría de ejercicios se realizan mediante una serie de movimientos suaves y lentos que se consiguen a través del control de la respiración y la correcta alineación del cuerpo.

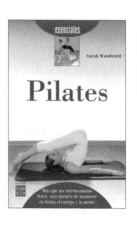

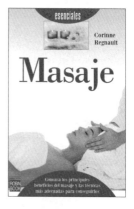

MASAJE
Corinne Regnault

Entre otros beneficios, el masaje facilita la eliminación de toxinas, activa la circulación sanguínea y linfática y mejora el aporte de oxígeno a los tejidos. También es útil para aliviar el estrés y estados de ánimo negativos, pues estimula la producción orgánica de endorfinas. Es, posiblemente, una de las herramientas terapéuticas más antiguas que ha empleado el ser humano para tratar estados de dolor. Y tradicionalmente se ha utilizado para aliviar o hacer desaparecer las contracturas y la tensión muscular. Este libro es un manual de uso básico que repasa los principales métodos utilizados para realizar un buen masaje y explica de manera muy práctica los pasos a seguir para realizarlo.

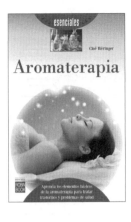

AROMATERAPIA
Cloé Béringer

Este libro es una invitación para adentrarse en el mundo de las esencias naturales que se extraen a través de las plantas. Cuando todo a nuestro alrededor transcurre muy rápido, cuando el entorno se vuelve cada día más exigente, parece obligado tomar un respiro y abandonarse a un tratamiento natural como este para restablecer nuestro equilibrio y armonía. Con la lectura de esta guía el lector conocerá las propiedades (analgésicas, antibióticas, antisépticas, sedantes, expectorantes o diuréticas) de cada una de las diferentes plantas de las que se pueden extraer los aceites esenciales y los beneficios físicos y psicológicos que se pueden derivar.

AYURVEDA
Thérèse Bernard

El método de salud más antiguo del mundo. Así es como se define el ayurveda. Desarrollado en la India hace ya más de 6.000 años, su nombre significa "conocimiento o ciencia de la vida". En efecto, se trata de crear equilibrio y fortalecer al tiempo las capacidades curativas del cuerpo humano. Su modo de abordar la salud desde un punto de vista holístico, esto es, integral, lo convierte en un método diagnóstico que tiene en cuenta todos los aspectos de la vida de una persona. Este libro es una introducción a la ciencia ayurvédica que le ayudará a desarrollar una mayor sensibilidad hacia su cuerpo, entendiendo la enfermedad pero también su origen. De modo que pueda conocer los aspectos físicos, psicológicos y espirituales de cada patología.

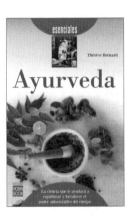

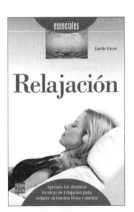

RELAJACIÓN
Lucile Favre

La relajación es un estado natural que nos proporciona un descanso profundo a la vez que regula nuestro metabolismo y nuestra tensión arterial. Pero llegar a ese estado es difícil debido al ritmo de vida al que nos vemos sometidos. Las técnicas de relajación liberan nuestras tensiones, tanto musculares como psíquicas, facilitan el equilibrio y nos proporcionan paz interior. Llegar a ese estado de bienestar y tranquilidad requiere tiempo y una cierta práctica. e ahí que este libro combine la exposición de los principales métodos contrastados para relajarse con una serie de ejercicios muy útiles que pueden conducirte a esa calma tan deseada.

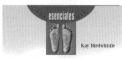
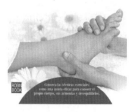

REFLEXOLOGÍA
Kay Birdwhistle

Cuando se tiene una dolencia o se sienten emociones negativas, una opción es sufrirlas y la otra –más inteligente– es intentar controlarlas o suprimirlas. La influencia benéfica y relajante de la reflexología está fuera de toda duda. A través del estudio de las plantas de los pies, un terapeuta puede comprobar las conexiones energéticas de cada área de nuestro organismo y, mediante una serie de técnicas, puede fortalecer el sistema inmunológico, reducir el estrés, depurar y drenar toxinas o trabajar las emociones profundas y los miedos.

Este libro brinda la oportunidad de conocer las técnicas esenciales de la reflexología para que todo el mundo las pueda ir incorporando a su vida diaria y sean una ayuda eficaz para conocer el propio cuerpo, sus armonías y sus desequilibrios.

EL YOGA CURATIVO
Iris White y Roger Colson

El yoga es un sistema sumamente eficaz para alcanzar un estado de equilibrio físico y emocional. Su práctica no sólo aporta una evidente mejoría en la capacidad respiratoria sino que además actúa de forma muy favorable sobre los órganos internos. Este libro sintetiza toda la sabiduría y la experiencia de la práctica del yoga curativo o terapéutico en un programa que muestra cómo cada persona puede optimizar la salud y alcanzar la curación.

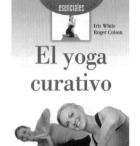

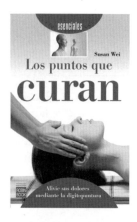

LOS PUNTOS QUE CURAN
Susan Wei
Alivie sus dolores mediante la digitopuntura.

La técnica de la estimulación de los puntos de energía y del sistema de meridianos es tan antigua como la misma humanidad. Se trata de una técnica que recoge la enseñanza de lo mejor de la acupuntura, del shiatsu y de la acupresura para el alivio rápido de diferentes síntomas. Y que en caso de enfermedades crónicas, sirve de complemento a los tratamientos médicos prescritos. Este libro es una guía que indica la situación de cada punto de energía para una práctica regular que devuelva la armonía a la persona y pueda protegerla de algunas enfermedades.

Títulos de la colección Básicos de la salud

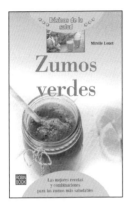

Zumos Verdes
Mirelle Louet

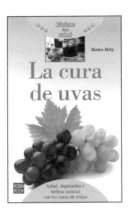

La cura de uvas
Blanca Herp

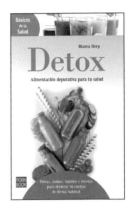

Detox
Blanca Herp

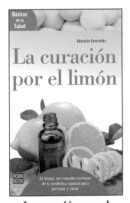

La curación por el limón
Horatio Derricks

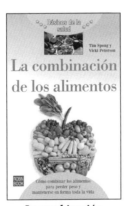

La combinación de los alimentos
Tim Spong y
Vicki Peterson

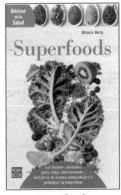

Superfoods
Blanca Herp

Títulos de la colección Esenciales:

Los puntos que curan - *Susan Wei*

Los chakras - *Helen Moore*

Grafología - *Helena Galiana*

El yoga curativo - *Iris White y Roger Colson*

Medicina china práctica - *Susan Wei*

Reiki - *Rose Neuman*

Mandalas - *Peter Redlock*

Kundalini yoga - *Ranjiv Nell*

Curación con la energía - *Nicole Looper*

Reflexología - *Kay Birdwhistle*

El poder curativo de los colores - *Alan Sloan*

Tantra - *Fei Wang*

Tai Chi - *Zhang Yutang*

PNL - *Clara Redford*

Ho' oponopono - *Inhoa Makani*

Feng Shui - *Angelina Shepard*

Flores de Bach - *Geraldine Morrison*

Pilates - *Sarah Woodward*

Masaje - *Corinne Regnault*

Aromaterapia - *Cloé Béringer*

Ayurveda - *Thérèse Bernard*

Plantas Medicinales - *Frédéric Clery*

Bioenergética - *Eva Dunn*

El poder curativo de los cristales - *Eric Fourneau*

Hidroterapia - *Sébastien Hinault*

Stretching - *Béatrice Lassarre*

Zen - *Hikari Kiyoshi*

Remedios naturales para la mujer - *Nina Thompson*

Aceites Esenciales - *Julianne Dufort*

Radiestesia - *Brian Stroud*

La Técnica Alexander - *Valérie Desjardins*

El lenguaje del cuerpo - *Edwin Neumann*

Inteligencia Emocional - *Marian Glover*

Kinesiología - *Laura Patterson*

Hipnosis - *Hope Parker*